Carl-Auer

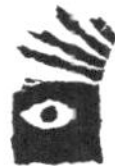

Harald Ullmann

Einführung in die Katathym Imaginative Psychotherapie (KIP)

2017

Reihengestaltung: Uwe Göbel
Umschlag: Heinrich Eiermann
Satz: Verlagsservice Hegele, Heiligkreuzsteinach
Grafiken und Bildbearbeitung: Sonnelle Ullmann
Printed in the Czech Republic
Druck und Bindung: FINIDR, s.r.o.

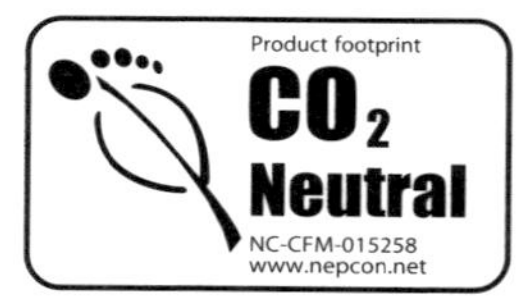

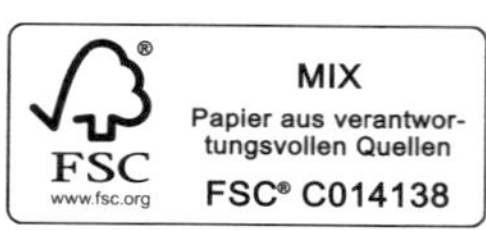

Erste Auflage, 2017
ISBN 978-3-8497-0070-6 (Printausgabe)
ISBN 978-3-8497-8092-0 (ePUB)
ISBN 978-3-8497-8079-1 (PDF)

Bibliografische Information der Deutschen Nationalbibliothek:
Die Deutsche Nationalbibliothek verzeichnet diese Publikation in der Deutschen Nationalbibliografie; detaillierte bibliografische Daten sind im Internet über http://dnb.d-nb.de abrufbar.

Informationen zu unserem gesamten Programm, unseren Autoren und zum Verlag finden Sie unter: **www.carl-auer.de**.

Wenn Sie Interesse an unseren monatlichen Nachrichten aus der Vangerowstraße haben, abonnieren Sie den Newsletter unter http://www.carl-auer.de/newsletter.

Carl-Auer Verlag GmbH
Vangerowstraße 14 • 69115 Heidelberg
Tel. +49 6221 6438-0 • Fax +49 6221 6438-22
info@carl-auer.de

Inhalt

Vorwort ... 7

1 Erste Einblicke ... 9
1.1 Die Imagination – überall und jederzeit ... 9
1.2 Der erste Anfang muss nicht der einzige sein ... 15
1.3 Therapeutische Veränderungen ins Bild gesetzt ... 18
1.4 Bewährte Vorstellungsmotive als Orientierungshilfe ... 22
1.5 Zum Setting: Wie geht man beim »Bildern« konkret vor? ... 24

2 Verlaufsstruktur der Psychotherapie mit dem Tagtraum ... 28
2.1 Vom Gespräch zur bildhaften Vorstellung ... 29
2.2 Vorstellungsmotive und ihre Funktionen ... 29
2.3 Zwischen Tagtraum und Tagtraum ... 31
2.4 Zum technischen Repertoire der Grundstufe ... 33
2.5 Auf der Basisebene unterwegs – mit einer Fallgeschichte ... 35

3 Grundelemente der Katathym Imaginativen Psychotherapie ... 55
3.1 Imagination, Vorstellungskraft, Einbildung ... 56
3.2 Affekte, Emotionen, Gefühle und alle Sinne des Körpers ... 60
3.3 Beziehung, Dialog, Trance ... 66
3.4 Symbole, Metaphern und Geschichten ... 71
3.5 Die katathyme Imagination als integriertes Ganzes ... 77

4 Zur Behandlungstheorie und ihrem begrifflichen Rahmen ... 79
4.1 Theorien und ihre Grenzen ... 79
4.2 Ein Plädoyer für das Jonglieren mit mehreren Bällen ... 80
4.3 Kernkompetenzen in einer integrativen Therapie ... 83
4.4 Zum metatheoretischen Spektrum der Psychotherapie mit dem Tagtraum ... 84
4.5 Zentrale Begriffe im Kaleidoskop unterschiedlicher Sichtweisen ... 85
4.5.1 Das Unbewusste ... 85
4.5.2 Das Agieren ... 87
4.5.3 Die Regression ... 89
4.6 Altes Leid und neue Möglichkeiten in mutativen Momenten ... 97

5 Das therapeutische System der Katathym Imaginativen Psychotherapie ... 99
5.1 Zwei Achsen und diverse Behandlungsoptionen ... 99
5.2 Auf der Erweiterungsebene unterwegs – mit Fallgeschichten ... 101
5.3 Mit Zielvisionen von der »Anamnese« zur »Indikation« ... 108

6 Das didaktische System der Katathym Imaginativen Psychotherapie ... 113
6.1 Kompetenzen erwerben und einüben ... 113
6.2 Wissen erwerben – Lesetipps ... 114

Quellenhinweise ... 116
Literatur ... 117
Über den Autor ... 123

Vorwort

Die Katathym Imaginative Psychotherapie (KIP) ist eine junge, vielseitig anwendbare Methode der Psychotherapie, die zunächst auf Traditionen der Hypnosetherapie, der Psychoanalyse und der analytischen Psychotherapie aufbaute. Als ihr Begründer, der Psychiater, Hypnosetherapeut und Psychoanalytiker Hanscarl Leuner, auf experimentellem Weg die Eigendynamik suggestiv induzierter affektgetragener (»katathymer«) Imaginationen entdeckte, bediente er sich zur Erklärung der vorgefundenen Phänomene des metatheoretischen Rahmens der Psychoanalyse und der analytischen Psychologie. Das damals noch so genannte »katathyme Bilderleben« (KB) oder »Symboldrama« wurde auf dieser Basis konsequent zu einer eigenständigen, gut systematisierten Behandlungsform weiterentwickelt, die heute als eine spezielle Anwendungsform der Tiefenpsychologie gilt. In der klinischen Praxis bewährt sich die KIP als eine differenzierte psychodynamische Methode, die alternative Behandlungsansätze und -theorien auf kreative Weise zu integrieren vermag.

In diesem Einführungsband werden neben den schon erwähnten Bezeichnungen weitere Synonyme für die zentrale Imaginationsübung wie für die Therapie als Ganzes verwendet. Denn beim Spiel mit unterschiedlichen Begriffen zeigen sich auch unterschiedliche Aspekte des Behandlungsgeschehens. So wird man zwischen den zwei flexiblen Buchdeckeln für die Personen und ihre Darsteller eine Vielzahl von Bezeichnungen vorfinden. Wer eben noch ein (im Sinne des lateinischen Wortstamms) »leidender« Patient oder ein veränderungswilliger Klient war, wird während des Imaginierens zum beobachtenden und nachfühlenden Tagträumer oder zu einem engagiert handelnden Protagonisten auf der virtuellen Bühne des Symboldramas.

Wendet man das Prinzip der Metaphernvielfalt auf die KIP als solche an, dann »macht« es einen Unterschied, ob wir den therapeutischen Prozess als eine medizinische Reparaturmaßnahme, als ein Abtauchen in das Unbewusste (wenn wir denn je wüssten, was das »in Wahrheit« ist), als eine spannende Zeitreise oder als eine gemeinsame Suche nach passenden Lösungen konzipieren. Mit der Theorie der Praxis verhält es sich ähnlich. Es macht einen Unterschied, ob wir ein Lehrgebäude errichten oder uns im Umgang mit verschiedenen Sicht- und Handlungsweisen üben wollen – stets bereit, von vielen Meistern zu lernen.

Unter den Meistern, von und mit denen ich lernen durfte, gebührt Helm Stierlin ein besonderer Dank. Ihm sei im Jahre seines 90. Geburtstags dieses Buch gewidmet.

Harald Ullmann
Karlsruhe, im Oktober 2016

1 Erste Einblicke

1.1 *Die Imagination – überall und jederzeit*

Die Imagination gehört wie die Symbolisierung, die Sprache, der Werkzeuggebrauch und der aufrechte Gang zur Grundausstattung des Menschen. Diese Gaben sind jedem Individuum gleichsam als Rohmaterial in die Wiege gelegt, das sich dann in Abhängigkeit von nahen Bezugspersonen und Vorbildern im soziokulturellen Kontext zur vollen Reife oder Kompetenz entwickeln kann. Bei kognitiven und mentalen Fähigkeiten wird man im Zusammenhang mit dem Entwicklungsaspekt den Ausdruck »Reife« bevorzugen. Wenn es um den aufrechten Gang, die verschiedenen Gangarten (Gehen, Schreiten, Laufen ...) und das psychosoziale Leistungsvermögen geht, spricht man besser von der zur Verfügung stehenden »Kompetenz«.

Die Imagination oder Vorstellungskraft bewegt den Menschen von klein auf. Sie durchwebt den Alltag des Kindes wie des Erwachsenen von früh bis spät. Das Tagträumen ist eine spezielle Möglichkeit zur Entfaltung der Fantasie. Die Vorstellungswelt des Nachttraums steht auf einem anderen Blatt, aber durchaus im selben Buch (hier: Abschn. 5.2). Seit Menschengedenken wurden Träume mit der ihnen eigenen bildhaften Logik für bedeutsam gehalten und in den Dienst der Einflussnahme auf die Zukunft gestellt, auch und gerade im Rahmen von Heilungserwartungen oder Psychotherapie im engeren Sinn.

Wenn die Imagination eigentlich allerorten anzutreffen ist und dem Menschen jederzeit zur Verfügung steht, dann müsste sie auch für diagnostische und therapeutische Zwecke zu nutzen sein. Das Ihnen vorliegende Buch zur Einführung in die Katathym Imaginative Psychotherapie soll deshalb gleich mit einer kleinen Übung beginnen.

Abb. 1: Das unbeschriebene Blatt

Bitte nehmen Sie eine möglichst bequeme Position ein, wie Sie das sonst vielleicht vor einer Meditation tun, vor dem autogenen Training, vor der Selbsthypnose oder in Erwartung einer anderen Form von entspannender Auszeit. Der Alltag darf ruhig »draußen vor« bleiben. Nun richten Sie sich bitte allmählich – vielleicht mit dem Blick auf »das unbeschriebene Blatt« (Abb. 1) – darauf ein, dass Sie gleich für eine kleine Weile die Augen schließen können, um sich etwas bildhaft vorzustellen und sich innerlich damit zu befassen – mit allem, was sich dazu noch einstellen mag: sinnliche Eindrücke, körperliche Empfindungen, Gefühle und so weiter. Es wird zunächst einfach darum gehen, sich eine *Blume* vorzustellen, wenn Sie die Augen für eine Weile schließen, und zwar *jetzt* …

Wie auch immer Sie mit dem Vorschlag zu dieser kleinen Übung umgegangen sind – es hat etwas mit jenen Phänomenen zu tun, die in einer Psychotherapie mit dem Tagtraum auftreten können. Sollten Sie »das unbeschriebene Blatt« gerade übergangen und lieber gleich weitergelesen haben, wären Sie in guter Gesellschaft mit einigen anderen Klienten, Patienten oder Selbsterfahrungswilligen.[1] Manch einem erscheint das Tagträumen in der Therapie zu weit ab vom gewohnten zielführenden Denken. Oder Ihnen war jetzt einfach nicht danach, »in sich zu gehen«.

Sollten Sie dem Vorschlag gefolgt und »für eine kleine Weile« in eine Vorstellungsübung eingetaucht sein, dann wären Sie ebenfalls in guter Gesellschaft. Beim Versuch des »Bilderns« (d. h. des Entwickelns von bildhaften Vorstellungen) zum genannten Motiv kann sich alles Mögliche einstellen, meist tatsächlich irgendwann eine Blume. Manche bleiben spontan nicht auf das Anblicken beschränkt, sondern riechen an ihr, betasten sie, wollen sie aus einem Beet pflücken oder aus einer Vase nehmen. Manche hören Bienen summen oder wenden ihre Aufmerksamkeit der Umgebung zu – bis hin zu kleinen Szenen rund um das Blumenthema. Manchmal mel-

1 Es »macht« einen Unterschied, wie man sein Gegenüber bezeichnet.

det sich eine körperliche Empfindung oder ein bestimmtes Gefühl.

Doch von der Gestalt einer imaginierten Pflanze kann auch eine bestimmte Anmutung ausgehen. Spricht sie etwas in Ihnen an? Ist sie voll erblüht? Ist sie ohne Wurzeln? Ist sie am Vertrocknen? Lässt sie den Kopf hängen? Möchte man etwas für sie tun? Wirkt sie autonom und dem Betrachter freundlich zugewandt? Es gibt mehr als 1001 Möglichkeiten. Der eine oder die andere[2] wird aus dem hypnoiden Zustand seines oder ihres Tagtraums auftauchen, seine Dauer nicht minutengenau abschätzen können und sich fragen: »Hat das wohl etwas mit mir selbst zu tun?« Und schon beginnt sich die symbolische Dimension der Imagination mit ihren vielfachen Bedeutungsinhalten zu entfalten.

Diese kleine Übung von eben ist natürlich nicht identisch mit dem typischen Ablauf einer ersten Imaginationsübung, mag aber doch einen ersten Eindruck von den Phänomenen vermitteln, denen man dabei begegnet. Pate stand das »einfache« Experiment von Frank (1914). Dort wird in einem Rahmen, der mit Bedacht nicht suggestiv angelegt ist (wenn es denn je eine nichtsuggestive Kommunikation gäbe!), zu kaum mehr aufgefordert als zum Entspannen, zu einer bestimmten Vorstellung und zum Schließen der Augen. Schon bei einem äußerst sparsamen Experiment wie diesem treten nicht selten die erstaunlichsten sinnlichen, körperlichen, affektiv getönten Imaginationsszenarien auf.

Die »katathyme«[3], d. h. affektgetragene Imagination führt in Form des dialogisch begleiteten Tagtraums weit über Franks einfaches Experiment und unsere erste kleine Übung hinaus. Denn hierbei betritt der Tagträumer die Bühne seiner bildhaften Fantasie nicht allein, sondern *in Gegenwart des Therapeu-*

---

2 Im weiteren Text wird in der Regel die männliche Form verwendet.

3 Die griechische Bezeichnung (*kata thymon:* »mutwillig«, der Gemütsstimmung entsprechend, affektgeleitet) soll darauf hinweisen, dass hier Affekte, Emotionen und Gefühle für den Verlauf der Imagination eine besondere Rolle spielen (Kap. 3).

ten, der in doppelter Weise präsent ist. Seine physische Präsenz wird hörbar, indem er mit Worten dabei ist, von der Einleitung bis zum Ende des Geschehens. Seine mentale Präsenz drückt sich – wenn alles gut geht – in der passenden Art und Weise aus, in der er sich in den Dialog einbringt, und sei es da oder dort nichts weiter als eine verbale Geste des Bestätigens oder Ermunterns (»Mmh!«, »Und nun?«). Dieses *dialogische Element* der katathymen Imagination lässt sich mit einer Übung am Buch nicht simulieren, wohl aber später an Fallbeispielen verdeutlichen.

Das *affektive Element* geht mit dem dialogischen Element der katathymen Imagination einher. Das Eigenschaftswort »katathym« soll deutlich machen, dass diese Art von Imagination nah am affektiven Erleben bleibt, auch wenn der Tagträumer mitunter keinen Zugang dazu hat oder sich auf Distanz zu seiner Emotionalität hält. Dann ist der Therapeut gefordert, den passenden Ton oder ein treffendes Wort zu finden und seinem Patienten im rechten Moment zur Verfügung zu stellen. Jenseits der Wörter bzw. der Worte kommt es letztlich darauf an, innerlich beteiligt und präsent zu sein, auch in stillen, schweigsamen Momenten.

Damit rückt nun das *Element der therapeutischen Beziehung* ins Zentrum, das mit andernorts zu entlehnenden Begriffen wie »Übertragung« oder »Rapport« nicht hinreichend beschrieben wäre. Damit man sich auf ein solches Unternehmen wie den im Hypnoid begleiteten Tagtraum einlassen kann, bedarf es eines gewissen Quantums an Vertrauen, das nicht immer per se gegeben ist und oft erst »verdient« oder wiederhergestellt werden muss. In der einschlägigen Literatur wird die spezifische Art einer für die Imaginationsarbeit förderlichen Beziehung als *anlehnungsbereit* (»anaklitisch«) und *kooperativ* bezeichnet. Worin zeigt sich die Kooperation?

Schon während des Tagtraums gilt es, »gemeinsame Sache« zu machen, um ein Experiment oder eine Expedition ins Unbewusste (was auch immer die jeweils passende Metapher sei) zu einem guten Ergebnis zu bringen. Die Früchte des Engagements lassen sich an verschiedenen Stellen des therapeutischen Prozesses ernten, sei es im Tagtraum selbst oder in dem, was darauf folgt. In der Nachschwingphase mag es ein jähes Aufmerken sein (»Kommt mir das nicht irgendwie bekannt vor?«), und im Gespräch über ein zum Tagtraum gemaltes Bild mag es ein neuer Ansatz zur Lösung von Problemen sein. Zwischen dem einen und dem anderen Tagtraum fädeln sich verschiedene Komponenten der »Katathym Imaginativen Psychotherapie« (KIP) gleichsam wie die Perlen einer Kette auf. Weniger poetisch ausgedrückt: Die Psychotherapie mit dem Tagtraum hat System!

Was wir gerade en passant kennengelernt haben, ist die verlaufsbezogene »horizontale Achse«[4] im System der KIP (Abschn. 5.1), zu dem auch das Malen eines Bildes zum Tagtraum gehört. Wer will, kann das leere Blatt von vorhin versuchsweise mit einer Skizze füllen und darüber nachsinnen, ob ihn das vielleicht auf Ideen bringt. Oder wir warten die ersten Fallbeispiele ab, in denen neben den imaginierten Bildern und Bildergeschichten auch gemalte Bilder eine Rolle spielen werden. Doch zunächst soll der Pionier, Erfinder und »Schulengründer« zu Wort kommen.

Hanscarl Leuner wurde bei seiner Emeritierung als Leiter der Klinik für Psychosomatik und Psychotherapie an der Universität Göttingen von Journalisten gefragt, was denn eigentlich der Kern des »Katathymen Bilderlebens« sei (diese Bezeichnung war in den Anfängen der KIP zunächst für den begleiteten Tagtraum und später für die ganze Methode üblich). Der alte Meister soll geantwortet haben:

> »Der Therapeut fordert seinen Patienten auf, er möge sich bequem hinsetzen, die Augen schließen, sich ein wenig entspannen, aber nicht zu sehr, sich dabei locker und neugierig fühlen, um dann vor seinem inneren Auge die Vorstellung einer Blume entstehen zu lassen.«

4 In der KIP entfaltet sich der therapeutische Prozess über die Zeit hin entlang einer »horizontalen« Achse des Verlaufs in bestimmten Etappen, die durch den Tagtraum wie auch durch andere »Komponenten« der KIP gesteuert und strukturiert werden (Abschn. 2.3).

Es könne auch etwas anderes auftauchen, das sei dann nicht weniger gut. Wichtig sei, dass er alles, was er sehen, hören oder fühlen könne, ihm, dem Therapeuten, mitteile und dabei besonders auf die Gefühle achte. Dies sei der Kern der Methode (Wilke 2016, S. 13).

Seit den Anfängen der KIP – die erste Publikation über eine experimentelle Vorform erschien 1954 – sind viele Jahrzehnte ins Land gegangen. Die »Blume« war und ist nicht das einzig sinnvolle initiale Vorstellungsmotiv zur Einleitung eines Tagtraums, wenn auch in diagnostischer Hinsicht ein recht aussagekräftiges. Doch mit der Diagnose allein ist es nicht getan.

1.2 *Der erste Anfang muss nicht der einzige sein*

Wer systemisch geschult ist, kennt die zirkulären Wirkungen von Fragen und diagnostischen Bemühungen. In der Theorie der KIP wurde der damals so genannte »Blumentest« anfänglich für ein imaginatives Pendant zu den projektiven Tests der Testpsychologie gehalten. Man ging davon aus, dass der jeweilige Patient sein konflikthaftes Innenleben in der Imagination auf eine virtuelle Leinwand projiziere, die dann gemeinsam zu betrachten sei. Das mag den heutigen Kliniker an das historische Stadium der Einpersonenpsychologie erinnern.

In der Praxis der Tagtraummethode war seit jeher zu merken, dass hier zwei Personen am Werke sind, die sich zuarbeiten und miteinander etwas Drittes gestalten. Die Theorie der Praxis verortet das imaginäre Geschehen mittlerweile *in einem virtuellen Raum*, der mit unterschiedlichen Metaphern charakterisiert wird. Metaphorisch ausgedrückt, befinden wir uns hier beispielsweise in einer Art von Theater. Dort findet man statt einer Kinoleinwand eine Stegreifbühne vor, auf der sich etwas Einzigartiges ereignet: *das Symboldrama* (eines der Synonyme für den Tagtraum oder die ganze KIP). Tagträumer und Therapeut sind abwechselnd in verschiedenen Rollen anwesend: als Regisseure, Akteure und Betrachter.

Wie ließe sich da überhaupt noch die Fiktion eines schlichten projektiven Tests aufrechterhalten? Selbst die Testpsychologie darf ja nicht für sich beanspruchen, sie sei rein »objektiv« und rein »diagnostisch«. Die moderne Physik ist der Psychoanalyse und der akademischen Psychologie in der Erkenntnis vorausgegangen, dass sich das Objekt mit dem Vorgang der Untersuchung verändert. Was wir in der psychosomatischen Medizin zu entdecken gelernt haben, ist ein *diagnostisch-therapeutischer Zirkel,* in dem beide Mitspieler aufeinander einwirken (von Uexküll u. Wesiack 1979). In der Psychoanalyse ist ein intersubjektiver Paradigmenwechsel in Gang gekommen (Ermann 2014). Für die systemische Therapie stellte die wechselseitige Beeinflussung seit Langem ein zentrales Moment dar: *Das Tun des einen ist das Tun des anderen* (Stierlin 1971).

Gleichwohl kann es nützlich sein, hier und da eine psychodiagnostische Brille aufzusetzen, um den Tagtraum punktuell zum Einblick in das »Innenleben« des jeweiligen Gegenübers zu nutzen. Vorausgesetzt, man verfällt dabei nicht dem überkommenen Konzept der Einpersonenpsychologie und behält im Hinterkopf, dass keine Begegnung ohne Rückwirkungen bleibt. Der folgende Fall aus einem Supervisionskontext veranschaulicht die therapeutische Potenz des Blumenmotivs.

Beispiel 1-A: Eine junge Frau mit der Diagnose »Borderline-Störung« war in der Notaufnahme einer Klinik dadurch bekannt, dass sie mehrfach im Jahr unter teils höchst dramatischen Umständen eingeliefert wurde, nachdem sie sich selbst verletzt und größere Mengen an Beruhigungsmitteln eingenommen hatte. Von der Intensivstation aus wurde Frau A. zunächst auf eine Psychiatriestation verlegt und dann in die Tagesklinik vermittelt, um von dort auf eigenen Wunsch rasch wieder entlassen zu werden. Doch bald verkürzte sich diese Prozedur, und sie kam direkt von der Intensivstation in die Tagesklinik. Dort hatte sie »offene Arme« und eine Therapeutin gefunden, die allen Unkenrufen zum Trotz (die genannte Diagnose zählte damals noch zu den Kontraindikationen der KIP) mit begleiteten Tagträumen arbeiten wollte. Angesichts der stets von der Patientin selbst limitierten kurzen Verweildauern war das dann jedes Mal nicht mehr und nicht weniger als eine Imagination zum Motiv »Blume«, das die Therapeutin primär wählte, um den Status quo »sichtbar« werden zu lassen.

Was sich in den Tagträumen (und in dem, was dazu gemalt wurde) abbildete, konnte nachträglich als ein in sich stimmiger therapeutischer Prozess verstanden werden, der in Phasen einzuteilen war. In der ersten Phase der Therapie nahmen die autoaggressiven Tendenzen im Tagtraum Gestalt an (z. B. als *Entblättern* oder *Herausrupfen aus der Erde*). In der zweiten Phase sah man die früheren seelischen Verletzungen (z. B. in Form einer *zurechtgestutzten Dahlie in einer Vase ohne Wasser*) und konnte miteinander darüber sprechen. In der dritten Phase übte sich die Patientin – im Tagtraum und darüber hinaus – in angemessener Selbstfürsorge. Gegen Ende der Behandlung hatte sie stets verschiedene Blumen im Gedächtnis, wenn sie wieder einmal jenen Selbstverletzungsdruck spürte, der ihr allmählich fremd wurde. In einer spontanen Tagträumerei knüpfte sie dann an die guten Erfahrungen und an die imaginierten Blumen an, die mit dem vertrauten Ort verbunden waren. Mit zunehmender Souveränität in der Selbstfürsorge und in der praktischen Lebensgestaltung wurden die tagesklinischen Behandlungen verzichtbar.

Das Beispiel zeigt, dass der »Blumentest« nicht auf die Funktion eines Diagnostikums zu beschränken ist und in der Interaktion bedeutsam werden kann. Der allererste sogenannte »initiale Tagtraum« (hierzu später) wird stets auch in einem viel umfänglicheren Sinne zum »Test«, indem er nicht nur Einblicke in die mitgebrachten Ressourcen, Kompetenzen und Problembereiche gestattet, sondern auch etwas darüber aussagt, was sich im Rahmen dieser einmaligen therapeutischen Beziehung an Möglichkeiten eröffnen könnte. Das Beispiel weist darauf hin, wie der »Blumen-Beziehungs-Test«, mehrfach durchgeführt, eine kontinuierliche Entwicklung einleiten kann. Jeder Anfang ist eine neue Chance für die fortzuschreibende Lebensgeschichte.

1.3 Therapeutische Veränderungen ins Bild gesetzt

Gibt man bestimmte Motive zur Einleitung einer Imaginationsübung mehrfach vor (in unmittelbar aufeinanderfolgenden Sitzungen oder in größeren Abständen), dann wird die inzwischen eingetretene Veränderung oft in den Tagträumen symbolisch sichtbar. Wir sprechen hier von einem *Wandlungsphänomen*, das mitunter schon in ein und demselben Tagtraum bildhaft zu beobachten ist (sei es spontan oder nach einer für wirksam gehaltenen Intervention). Wandlungsphänomene können sich über viele Tagträume hin an den unterschiedlichsten Symbolen auf der Bildebene darstellen (Leuner 2012). Ob sie im einzelnen Fall wegen oder trotz der Therapie, durch andere Einflüsse oder einfach spontan zustande kamen, sei dahingestellt. Denn wenn die Gehirne der Beteiligten sich selbst organisierende Systeme sein sollten, sind Stellenwert und Funktion von Strategien, Taktiken, Techniken und Interventionen grundsätzlich zu hinterfragen.

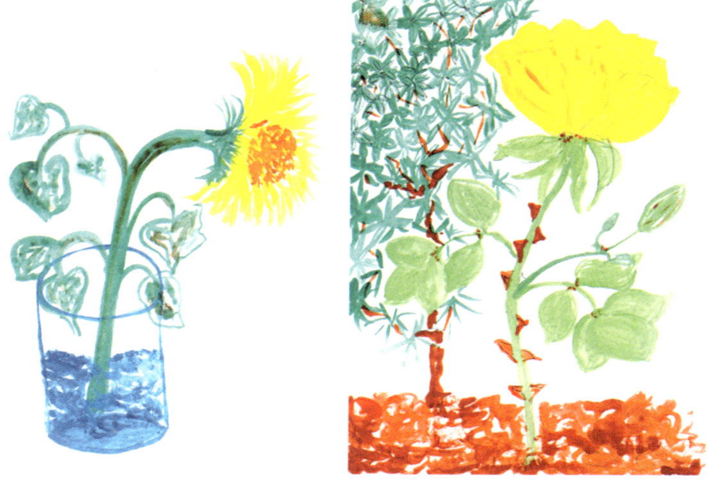

Abb. 2: Motiv »Blume« – zu verschiedenen Zeitpunkten der Therapie (Bsp. 1-B)

Dem jetzigen Stand unserer Einblicke in die KIP entsprechend, wollen wir uns an dieser Stelle wieder auf das Motiv »Blume« konzentrieren, und das gleich zweimal hintereinander – anhand von Bildern, die im Abstand von vier Monaten gemalt wurden. Bisher war schon zu erfahren, dass die imaginierte wie die gemalte Blume etwas über den jeweiligen Tagträumer auszusagen vermögen. Man bezeichnet das als subjektstufiges Symbolverständnis. Was fällt an den beiden Blumenbildern auf?

Beispiel 1-B: Das linke Bild – Blume I – wurde im Anschluss an den ersten Tagtraum gemalt. Es zeigt *eine Sonnenblume, die abgeschnitten in einer zu kleinen Vase steht und den Kopf hängen lässt. Im vorangegangenen Tagtraum drohte sie umzufallen und hatte kein Wasser.* Beim nachträglichen Malen wurde der Stiel von der Patientin etwas gekürzt, und ihre Sonnenblume bekam Wasser ins Vasenglas.

Beim Blick auf ihr Bild sieht Frau B. bestimmte Aspekte ihrer Situation und ihrer Gemütsverfassung vor sich. In der »Spätblüte« ihrer 47 Jahre fühlt sie sich fern der Heimat, ihrer Jugend entwurzelt und in dem kleinen, allseits verglasten Eigenheim wie eingesperrt. Als Mutter von drei Söhnen hat sie in ihrem akademischen Beruf seit Langem pausiert. Ihr Selbstbewusstsein bekommt kaum noch Nahrung, schon gar nicht von dem autokratisch auftretenden Ehemann, der sie drangsaliert und demütigt. Mit den Symptomen einer schweren Depression im Sinne der Major Depression sucht sie schließlich therapeutische Hilfe – mit hängendem Kopf …

Das rechte Bild – Blume II – wurde vier Monate später im Anschluss an einen zweiten Tagtraum gemalt. Im Vordergrund steht *eine voll erblühte Rose, mit kräftigen Dornen, solide im Boden wurzelnd.* Im Hintergrund sieht man einen Rhododendronstrauch, mit vertrockneten (»toten«) Blüten. Der stehe für ihr Elternhaus und für die einengende Erziehung, bemerkt Frau B. dazu. Hier weist die eine Pflanze auf einen Aspekt des Selbst (»subjektstufiger« Aspekt des Symbols), die andere deutet auf andere Menschen und auf eine relevante Beziehung hin (»objektstufiger« Aspekt des Symbols).

Das Bild zum zweiten Tagtraum mit derselben Motivvorgabe spiegelt auf symbolische Weise einen Neubeginn wider, wie wir ihn im Verlauf eines therapeutischen Prozesses immer wieder »sehen« können. In der Regel wird man nach der ersten Tagtraumübung, die als »initialer Tagtraum« (ITT) bezeichnet wird und auf besondere Weise zu handhaben ist (Ullmann 2012c, S. 157), mit anderen Motivvorgaben weiterarbeiten und dann an Wandlungsphänomenen auf der Bildebene Veränderungen ablesen können. Mitunter bietet es sich aber auch an, das zur Einleitung des ITT vorgegebene Motiv am Ende einer Behandlungsetappe nochmals zu verwenden – mit der diagnostischen und zugleich therapeutischen Intention, Unterschiede ins Bild zu setzen. Mit einer vorrangig therapeutischen Intention lässt sich das initiale Motiv auch primär mit Wunsch- und Zielvorstellungen kombinieren. Der hypnosystemisch geschulte Leser mag darin ein Pendant zur »Wunderfrage« (de Shazer 1989) sehen. Die psychischen und situativen Gegebenheiten des Klienten[5] können alternative Motive für den ITT oder Modifikationen des Motivs »Blume« erforderlich machen, wie im folgenden Beispiel.

Beispiel 1-C: Frau C., eine 26 Jahre alte Sozialpädagogin, hat einen schweren Unfall hinter sich. Nach drei Monaten in einer psychotherapeutischen Klinik, wo von einer posttraumatischen Belastungsstörung (PTBS) ausgegangen und mit Techniken der Traumatherapie gearbeitet worden war, suchte sie zur Nachbehandlung eine Psychotherapeutin auf. Es ging der Patientin vor allem darum, den verbliebenen antriebsarm-depressiven Zustand zu überwinden. Angesichts der andernorts konstatierten PTBS hätte man an ein Eingangsmotiv der Traumatherapie denken können (»geschützter Ort« o. Ä.). Für die Therapeutin stand der

5 Dem Leser wird nicht entgangen sein, dass »der Patient« (lat. *patiens:* »leidend, geduldig«) hier und dort als »Tagträumer« oder »Klient« bezeichnet wird. Das begriffliche Spielen mit unterschiedlichen Rollenbeschreibungen soll unsere impliziten konzeptuellen Metaphern, mit denen wir das Geschehen in einer Psychotherapie mit dem Tagtraum belegen, in der Schwebe halten.

Ressourcenbedarf der jungen Frau im Vordergrund, deshalb entschied sie sich für eine Modifikation des Motivs »Blume«.

Eine Blume, die alles hat, was sie braucht

»Ich sehe eine Blume mit bunten Blättern. Bin ein bis zwei Meter davon entfernt. [Therapeutin fragt, wo sich die Blume befindet.] Auf einer Wiese. Die Blume hat runde, pinkfarbene Blütenblätter, sie ist geöffnet. Am Stiel gibt es Blätter. Der Stiel ist rau, hart. Die Blätter sind weich und haben eine feingliedrige Unterteilung. Die Blätter sind jetzt eher wie Baumblätter. Und die Blume jetzt eher wie ein Strauch. [Möchten Sie mal daran riechen?] Die Blüten duften süß und angenehm. [Nach der Anregung, sich umzuschauen, wo die Blume wohl steht:] Die Wiese ist eher feucht, ganz schön, frisches Gras. Ich gehe um den Strauch herum, möchte noch einmal riechen.«

In der nun folgenden Nachschwingphase zum Tagtraum äußert Frau C. ein wohltuendes Gefühl: wie Frühling. Die Sonne scheint hell und warm … Blumenduft … Vogelgezwitscher.

Was fällt auf und ein? Offenbar hatte sich die Therapeutin mit der Motivwahl »passend« auf die Bedürfnislage ihres Gegenübers eingestellt und einen kokreativen Prozess in Gang gebracht Die Blume vergrößert sich zum *Strauch*. Das affektive Erleben ist positiv gestimmt und weitet sich sinnlich aus: (hoffnungsvolles) *Frühlingsgefühl*, (taktil empfundene) *Sonnenwärme*, (zu riechender) *Blumenduft*, (hörbares) *Vogelgezwitscher*.

Im Anschluss an den Tagtraum und seine Nachschwingphase wird der Klient in der Regel gebeten, etwas dazu zu malen und in die nächste Sitzung mitzubringen.

Die Klientin bringt zur folgenden Therapiestunde das Bild von einem Strauch mit fünf pinkfarbenen Blüten mit (Abb. 3). Der Therapeutin fallen gleich die in der Imagination nicht erwähnten Wurzeln auf: »Die Wurzeln sind neu?« »Die waren schon im Tagtraum da, ganz selbstverständlich diese *Wurzeln*, einfach da. Ich vertraue darauf, dass ich bekommen werde, was ich zur

Genesung brauche. Die Nährstoffe sind: Trost, Hoffnung, Liebe, Zuversicht in die Zukunft. Viel Sonnenwärme ist notwendig. Die *Wolken* kamen beim Malen so dazu, die sind weiß, nicht bedrohlich. Das Schlimmste liegt hinter mir.«

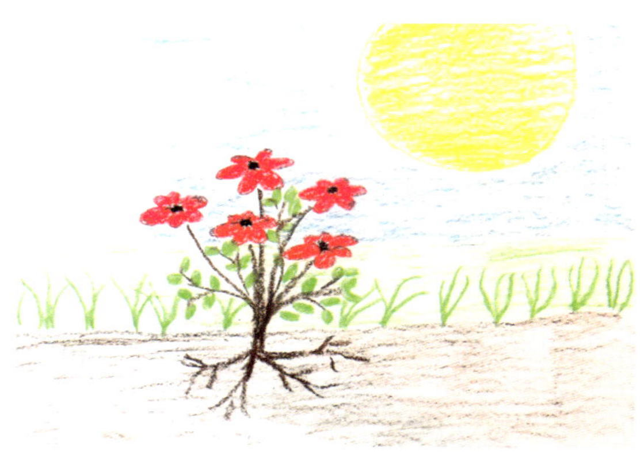

Abb. 3: Motiv einer »Blume, die alles hat, was sie braucht« (Bsp. 1-C)

Das Beispiel zeigt, dass in einem zum Tagtraum gemalten Bild einzelne Aspekte nachgetragen oder hinzugefügt werden können. Schon beim ITT lassen sich bestimmte Eigenheiten des Tagträumers erkennen, darunter auch die von ihm bevorzugten Sinneskanäle und Tendenzen der Beziehungsgestaltung, auf die sich der Therapeut einzustellen hat. Über diese »Aktionsdiagnose« und andere Besonderheiten, die beim ITT zu berücksichtigen sind, finden sich im *Handbuch* (Ullmann 2012c, S. 157) weitere Hinweise.

1.4 Bewährte Vorstellungsmotive als Orientierungshilfe

In der Regel leitet der Therapeut die Tagtraumübung dadurch ein, dass er seinem Klienten ein symbolisch eingekleidetes Thema nennt, das in der Behandlungslehre als Motiv bezeichnet wird. Diese Motivvorgabe dient zum Einstieg in die Vorstellung von bildhaften Szenen, die sich dann fast wie von selbst entfalten und weiterentwickeln können. Für die Motivvorgabe wie für die therapeutische Begleitung während des Tagtraums ist eine Reihe von Prinzipien zu beachten.

1.) Die KIP hält für den Anfang eine überschaubare, standardisierte Menge an Motiven vor, beginnend mit einigen wenigen Motiven, die sich für den ITT bewährt haben. Standardmäßig vorgegebene Motive haben für Lernende den Vorteil, dass sie sich ein eigenes Referenzsystem erarbeiten können, das ihnen in diagnostischer wie in therapeutischer Hinsicht als Richtschnur dient und zunehmend ein Gefühl von Treffsicherheit vermittelt.
2.) Auch das Repertoire an sogenannten Standardmotiven sieht Auswahl- und Gestaltungsmöglichkeiten vor, die sich an der Problemstellung und der klinischen Situation orientieren, beginnend mit dem ITT. Alternativen sind hier z. B.: ein Baum, eine Wiese, eine üppige Sommerwiese, »eine Situation, in der Sie sich kompetent fühlen«.
3.) Auf der Grundstufe des Erlernens der Methode beschränkt man sich für die Basisebene der KIP auf fünf Standardmotive und entsprechende Vorgehensweisen. Jedes dieser Motive hat einen bestimmten symbolischen Anmutungscharakter und ermuntert von sich aus zu imaginativen Handlungen auf der Bildebene: Wiese, Bach, Berg, Haus, Waldrand.
4.) Mit zunehmender Kompetenz kommen in der Aufbaustufe weitere in der Methode bewährte Motive und Vorgehensweisen hinzu. Auf der Erweiterungsebene spielen flexiblere Strategien und Techniken im Vergleich zu den vorzugebenden Motiven eine immer größere Rolle.
5.) Die Auswahl und die Ausgestaltung der Vorstellungsmotive haben sich an der je einmaligen Situation und an dem je einmaligen Gegenüber zu orientieren. Für bestimmte Indi-

kationsbereiche – z. B. bei traumatisch bedingten oder psychosomatischen Störungen – sind spezielle Motive entwickelt worden. Gleichwohl kann es im Einzelfall angebracht sein, sich nach reiflicher Abwägung für das Motiv »Blume« zu entscheiden und es situativ angemessen zu modifizieren. Dies vollzieht sich nicht zuletzt – jenseits der planenden Überlegungen des Therapeuten – in einer implizit ablaufenden kokreativen Interaktion.

1.5 Zum Setting: Wie geht man beim »Bildern« konkret vor?

In der Praxis der KIP sind bei denen, die sie ausüben, einfache Begriffe für den dialogisch begleiten Tagtraum in Gebrauch, auch in der Kommunikation mit dem jeweiligen Patienten. Mal macht man sich an eine »Vorstellungsübung« oder an einen »Tagtraum« oder an eine »Tagtraumübung«, mal an ein »KB« (was für den früher geläufigen Ausdruck »katathymes Bilderleben« steht) oder ans »Bildern«.

Es gehe um eine erste kleine Vorstellungsübung zum Kennenlernen, heißt es im Vorspann zur ersten Imagination. Die könne man im Sitzen durchführen oder auch schon im Liegen, was sich später meist als günstiger erweise ... Für den Klienten ist das Ziel der Übung erreicht, wenn er sich als kompetent für diese Form der Innenschau erleben kann, ansatzweise merkt, was ihm das bringen könnte, und ob er gerne damit weitermachen möchte.

In der Regel liegt der Klient während des »Bilderns« später bequem auf einem Sessel oder ausgestreckt auf einer Couch. Der Therapeut sitzt parallel zum Tagträumer neben dem Sessel oder am oberen Ende der Couch. Das soll implizit vermitteln, dass man die gleiche Blickrichtung hat: auf eine Art von virtuellem Bildschirm, wo die Vorstellungen bald gemeinsam zu betrachten sein werden. Die Entspannung stellt sich meist ohne viele verbale Suggestionen ein, weil das vorzugebende Motiv die Aufmerksamkeit von sich aus fokussiert und Außen- wie Innenreize auszublenden hilft. In Krisensituationen oder bei psychosomatisch Erkrankten wird man die Entspannung meist intensiver und länger gestalten. Bei traumatisierten oder sehr angstbereiten Menschen, aber auch bei Kindern und Jugendlichen bewähren sich kürzere, durchaus auch mit offenen Augen ablaufende Imaginationen. Manche Kollegen setzen mit Bedacht auf die imaginativen Implikationen von »Minitrancen«.

Dann folgt die Aufforderung, sich ein bestimmtes Motiv vorzustellen, eingeleitet von dem Wort »Bitte«. Das soll implizit auf die Eigenleistung und Mitverantwortung des Tagträumers hinweisen. Eine mögliche Einleitung:

> »Bitte versuchen Sie jetzt einmal, sich eine Wiese vorzustellen. Was immer Sie wahrnehmen, ist recht so und wert, mir darüber zu berichten. Nun versuchen Sie bitte, sich eine Wiese vorzustellen, und berichten mir, damit ich Sie dabei begleiten kann.«

In aller Regel wird der Patient bzw. Tagträumer nach einer mehr oder weniger langen Zeit der Suche und Orientierung etwas zu dem zu berichten haben, was er vor sich sieht, wahrnimmt und spürt, meist in kleinen Satzeinheiten, mit Pausen dazwischen.

Der Therapeut hat nun verschiedene Möglichkeiten, die sich letztlich im Rahmen eines interaktiven, kokonstruktiven Geschehens abspielen. Er kann das Gesagte in den Sprechpausen des Tagträumers mit einem bestimmten Tonfall wiederholen (schon eine erste Art von »Intervention«), Bemerkungen und Anregungen folgen lassen, seine Präsenz durch Lautgesten erkennen lassen oder schweigen und abwarten. Das »katathyme« Element kommt dadurch zum Tragen, dass besonderer Wert auf die affektiven, sinnlichen und körperlichen Empfindungen gelegt wird. Der Gang der Handlung ist durch die Art der Interventionen zu beeinflussen, sodass ein Wechsel zwischen dem beobachtenden, dem erzählenden und dem intensiv erlebenden Modus entsteht. Prägnante Situationen mit intrinsischem Veränderungspotenzial sind multimodal zu verankern, d. h. symbolisch, mit allen Sinnen und im Körperempfinden. Für Standardsituationen und kritische Situationen hält die Methode ein Repertoire an Techniken zur Verfügung. Mit zunehmender Kompetenz ist Raum für kreative Lösungen jenseits des Lehrbuchwissens.

Man entwickelt als Tagtraumtherapeut ein Gefühl dafür, wann und in welcher Situation die Vorstellungsübung am besten zu beenden ist. Es bewährt sich, die bevorstehende Beendigung angemessen vorzubereiten, indem man noch einmal etwas Raum eröffnet:

> »Es ist noch etwas Zeit, das Ganze auf sich wirken zu lassen … sich etwas einfallen zu lassen … etwas zu tun.«

Nicht selten kommen gerade jetzt ungeahnte Einfälle und Lösungsansätze ins Spiel.

> »Und nun lassen Sie das Ganze bitte fürs Erste allmählich ausklingen und verblassen.«

Dem folgt eine Aufforderung zur Rückkehr ins »Hier und Jetzt dieses Raumes«, zum tiefen Durchatmen und zum Anspannen der Muskeln. Der zuletzt erwähnte Satz wirkt implizit nach, mit seiner Botschaft, dass es bald in irgendeiner Form weitergehen kann. Das beginnt mit dem Nachschwingen der Affekte und dem Aufkommen von Ideen beim Auftauchen aus dem hypnoiden Zustand.

Meist ist der Klient in der »Nachschwingphase« noch für eine Weile wie in einer anderen Welt. Der Therapeut sollte sich jetzt auf solche Interventionen beschränken, die das affektive Erleben anreichern und dem Klienten Raum lassen für seine eigenen Ideen. Im weiteren Verlauf des Nachgesprächs wird gebeten, bis zur nächsten Sitzung »etwas dazu« zu malen und den Gang der Handlung noch einmal schriftlich nachzuerzählen. Gegen Ende der Stunde hat der Therapeut dafür Sorge zu tragen, dass sein Patient wach genug ist für den Alltag außerhalb der Praxisräume.

Eine reguläre Tagtraumübung dauert 20–30 Minuten. Mit Vor- und Nachgespräch passt das in den zeitlichen Rahmen einer 50-Minuten-Einheit. Für den initialen Tagtraum (ITT) mit dem Motiv »Blume« oder »Baum« gelten andere Regeln. Hier geht es darum, die Möglichkeiten des Klienten und der therapeutischen Beziehung für die Arbeit auf der Imaginationsebene erst einmal auszuloten und Tendenzen zu erkennen. Der Therapeut verhält sich deshalb zurückhaltender als in späteren Tagträumen und begrenzt die Dauer des ITT auf runde sieben Minuten. Klient und Therapeut haben mit der ersten Tagtraumübung einen Raum voller imaginativer, symbolischer und metaphorischer Möglichkeiten betreten, den es in den folgenden Kapiteln für den Leser zu erweitern, zu vermessen und zu kartografieren gilt.

Im nächsten Kapitel werden die einzelnen Komponenten der KIP erläutert, die den Behandlungsverlauf strukturieren. Das entspricht einer horizontalen, d. h. zeitlichen Achse der Systematik. Mit einer instruktiven Fallgeschichte wird gezeigt, wie sich diese Komponenten in der Praxis ergänzen (Abschn. 2.5). Die didaktische wie die klinische Ausdifferenzierung der Psychotherapie mit dem Tagtraum wurde von Singer, einem der Pioniere für imaginative Ansätze in der Psychotherapie, schon früh erkannt und gewürdigt. Für ihn war das katathyme Bilderleben »der wohl systematischste unter den europäischen Ansätzen zur mentalen Imagination oder zum Tagtraum« (Singer u. Pope 1986, S. 147).

2 Verlaufsstruktur der Psychotherapie mit dem Tagtraum

Eine elaborierte Systematik und ein flexibler Umgang mit den klinischen Gegebenheiten schließen sich keineswegs aus, sondern bedingen einander. Die vielfältigen Orientierungshilfen und technischen Mittel, die den angehenden wie den fortgeschrittenen Therapeuten im Rahmen der KIP zur Verfügung stehen, dienen vor allem dazu, sich angemessen und zielbezogen auf das je einzigartige Gegenüber einzustellen. Bevor dies mit einem typischen Behandlungsverlauf veranschaulicht wird, soll erst einmal der Rahmen dafür abgesteckt werden.

Die KIP versteht sich als eine Methode der Tiefenpsychologie. Wer darin ausgebildet ist, wird stets die Konzepte von Übertragung und Gegenübertragung berücksichtigen und gelernt haben, hinter Konflikten innerseelische Abwehrvorgänge zu entdecken. Wer primär oder darüber hinaus in der Verhaltenstherapie zu Hause ist, wird hinter manchen Phänomenen und Techniken der KIP kognitiv-behaviorale Aspekte ausmachen können. Systemiker und Hypnotherapeuten haben einen alternativen Blick auf den Begriff, den man sich vom Unbewussten machen kann, einzubringen. Mit dem psychodynamischen Aspekt allein ist es nicht getan, auch nicht in der KIP (Abschn. 4.4). Unser Tun und seine Wirkungen werden von Konzeptmetaphern gesteuert. Je mehr von ihnen wir im Kopf haben, desto mehr Behandlungsoptionen stehen uns zur Verfügung. Bei zu vielen Studien auf einmal ging allerdings sogar dem Schüler in Goethes *Faust* »ein Mühlrad im Kopf herum«. Die KIP bietet mit ihrem psychodynamischen Verständnis für den Anfang eine gute Orientierungshilfe.

Im folgenden Abschnitt werden wir uns schrittweise die typische Verlaufsgestaltung einer Psychotherapie mit dem Tagtraum erarbeiten. Hier reiht sich eine Komponente an die andere, um – im Sinne einer Kokonstruktion der Beteiligten – zusammen ein Ganzes zu ergeben, das mehr ist als die Summe seiner Teile.

2.1 Vom Gespräch zur bildhaften Vorstellung

Imaginativ arbeitende Therapeuten können nicht anders, als Bilder im Kopf zu haben, wenn sie Worte auf der Zunge tragen. Das macht ihre Sprache bildhaft und emotional eingängig. So sind schon im Vorfeld einer ins Auge gefassten Tagtraumübung eine Menge Bilder im Raum. Der Hypnotherapeut mag dabei an die *seeding procedure* oder an die *interspersal technique* denken, der Neurowissenschaftler an das Priming-Gedächtnis. Das *Vorgespräch* zur konkreten Imagination ist – ob bewusst intendiert oder unbewusst eingebracht – vermutlich mit mehr bildhaften Suggestionen angereichert, als sich manche um Abstinenz bemühte Therapeuten träumen lassen.

Mit den anstehenden Themen und Zielen im Kopf entwickelt der Therapeut »Ideen« (griech. *eidos:* »Bild«) für die Auswahl oder Gestaltung der Motive, mit denen der Tagtraum eingeleitet werden soll. Es handelt sich dabei um eine spezielle Variante von Symbolen, die das Zeug haben, die »Innenschau« auf eine imaginative Bühne zu eröffnen und dort eine Art von »Symboldrama« in Gang zu setzen. Meist bedarf es keiner ausgiebigen Entspannungssuggestion, da die visuelle Fixierung auf ein Bildsymbol die Aufmerksamkeit in ähnlicher Weise absorbiert wie ein zur klassischen Tranceinduktion eingesetztes Pendel.

2.2 Vorstellungsmotive und ihre Funktionen

In der KIP hat das *Motiv* (lat. *movere:* »bewegen«) über die schon angesprochene initialisierende Funktion hinaus noch andere Aufgaben zu verrichten. Besonders dann, wenn Problemtrancen zum Selbstläufer geworden sind, dient es der Musterunterbrechung, indem es sich gegenüber dem Alltagsdenken querstellt. Es provoziert auf der anderen Seite dazu, problemschaffende wie lösungsdienliche Muster auf symbolische Weise zur Darstellung zu bringen.

Was Tagträumer und Therapeut da als Szenerie oder Drama vor Augen haben, hat vielschichtige Qualitäten: bildhafte, affektive, sinnliche, körperbezogene und nicht zuletzt symbolische. Die symbolischen Qualitäten sind es, nach denen man die zum Standardrepertoire gehörenden Motive der ersten und zweiten Wahl einteilen und einsetzen kann. Bewährte Motive der ersten Wahl werden als *Standardmotive* bezeichnet. Sie dienen für den Anfang der Ausbildung und für den Anfang einer KIP als Hilfe zum Einstieg in die Methode. Der angehende Therapeut kann sich im Rahmen der Grundstufe seiner Ausbildung an einem Set von 1 + 5 Standardmotiven (s. u.) im »Lesen« wie in der Handhabung der Symbolik üben, die das Motiv »an sich« hat und in den Tagtraum hineintransportiert.

Jedes der Standardmotive bringt einen besonderen Anmutungscharakter und einen mehr oder weniger zielorientierten Bedeutungshof mit. Nach dem Motiv für den initialen Tagtraum, den ITT (Abschn. 1.3), wird in der Regel als erstes der fünf weitläufiger angelegten Motive eine *Wiese* vorgegeben. Hier ist der Bedeutungshof großräumiger abgesteckt als bei dem initialen »Blumentest«. Wenn uns jetzt statt der Wiese »ein weites Feld« vor Augen geführt wird? Wenn dieses Feld abgemäht ist und moderig riecht, begleitet von einer Stimmung des Abschiednehmens, die an den Herbst des Lebens denken lässt? Wenn statt der Wiese ein Frühlingsbeet auftaucht, voller Blüten, die von Bienen umschwärmt werden? Wenn der Tagträumer nun losstürmt und eine Blume nach der anderen pflücken will? Oder wenn er wie angewurzelt vor diesem Beet stehen bleibt und sich daran erinnert, dass die Eltern ihn als Kind zurückpfiffen, sobald er aktiv werden wollte? In allen vier Szenen ist dann der Therapeut gefordert, eine angemessene Form der Begleitung zu finden. Das kann sich in der Art und Weise zeigen, in der er emotional mitschwingt und sich äußert, aber auch darin, dass er zum Innehalten oder zum Handeln anregt. All das trainiert man in der Grundstufe der Ausbildung.

Die Grundstufe der KIP hält im Anschluss an die »Wiese« noch vier weitere Standardmotive vor. Zur Auswahl stehen: ein *Bach*, ein *Berg*, ein *Haus*, ein *Waldrand*. Wer Lust hat, sich mit diesen Motiven eine Weile zu befassen, der mag sich an dieser Stelle etwas Zeit zum Nachsinnen nehmen. (Vielleicht wieder einmal mit dem Blick auf ein leeres Blatt? ... Sie können gerne einfach mit einem *Bach* beginnen – und zwar: *jetzt* ...)

Was für Bilder und Geschichten entwickeln sich wohl auf das eine oder andere Motiv hin? Beispiele zum »Bach« finden sich später in einer Kasuistik (Abschn. 2.5). Im Internet steht eine repräsentative Zusammenstellung von Motiven und ihren Anmutungsqualitäten kostenlos zur Verfügung (Kottje-Birnbacher 2001, siehe Abschn. 6.2). Eine Auswahl von zwölf Fallgeschichten mit x+1 Motiven gibt es im Buchhandel (Ullmann 2001).

2.3 Zwischen Tagtraum und Tagtraum

Kaum haben wir uns mit den Motiven befasst, da sind wir auch schon halbwegs in den *Tagtraum* eingetaucht. Der Rollenwechsel gehört dazu: mal Beobachter, mal Handelnder in einer Haupt- oder Nebenrolle (Protagonist oder Mitakteur), mal in einer menschlichen oder tierischen Gestalt. Die Rollen des Therapeuten sind von spielerischer und zugleich professioneller Art. Er soll empathisch »dabei sein«, angemessen »mitgehen«, affektive Zustände in Worte fassen, ermutigen oder zur Vorsicht anhalten, hier und da gezielt intervenieren. Was den Tagtraum eigentlich trägt und gestaltet, ist das für die KIP spezifische Element der katathymen Imagination (Abschn. 3.5).

Nach dem Tagtraum ist vor dem Tagtraum. Die dort aufgeworfenen Themen wirken in den nachfolgenden Stunden weiter, während neue Aspekte hinzukommen, bis schließlich ein nächstes Motiv »dran« ist. Unmittelbar auf den Tagtraum folgt eine *Nachschwingphase*. Der aus dem Hypnoid auftauchende Klient ist dabei noch ganz eingenommen von der Welt seiner inneren Bilder und Stimmungen. Er befindet sich in einem fruchtbaren, aber auch verletzlichen Zustand. Deshalb sollte man seine eigenen Interpretationen für sich behalten und keine Deutungen oder Metaphern einbringen. Jetzt geht es vorrangig darum, den nachschwingenden Affekten (»katathym«) ihren Raum zu geben. Manchmal ist Tröstendes am Platz, manchmal Ermutigendes oder Weiterweisendes. Posthypnotische Suggestionen sind unnötig: Die allmählich verdämmernde symbolische Welt wirkt aus sich selbst heraus nach.

Nach dem Auftauchen aus dem Hypnoid ändert sich auch die Gesprächsbasis. Jetzt rücken meist alltagsbezogene Inhalte in den Vordergrund und ziehen den Fokus der Aufmerksamkeit allmählich von den Inhalten der Imagination ab. Zu einem kunstgerecht geführten *Nachgespräch* gehört das Kriterium der wiedererlangten Verkehrstüchtigkeit. Man mache sich klar, dass das Tagträumen im Alltag manchmal seine Tücken hat. Deshalb ist es wichtig, das Ende der Nachschwingphase deutlich zu markieren, vergleichbar dem »Zurücknehmen« beim autogenen Training.

Gegen Ende des Nachgesprächs wird dazu angeregt, ein *Bild zum Tagtraum* zu malen und eine kleine *Nacherzählung* zu schreiben.[6] Manche Klienten definieren die *mediale Gestaltung* auf ihre Weise und bringen in die nächste Stunde stattdessen eine Collage, eine Skulptur oder gar nichts mit. Das muss nicht gleich als Widerstand gedeutet werden, sondern ist eher als individuell sinnvolle Handlung zu würdigen und in passender Weise für den Fortgang des therapeutischen Prozesses zu nutzen (Utilisationsprinzip).

Die Passagen der folgenden Stunde, in denen über das gemalte oder nicht gemalte Bild oder über andere kreative Produkte gesprochen wird, nannte man früher »Bildbesprechung«.

6 Das Protokollieren oder Nacherzählen ist dazu angetan, das ganzheitliche (»rechtshirnige«) Format des bildhaften oder plastischen Gestaltens um ein diskursives oder narratives Moment zu ergänzen. Ob dieses Medium generell oder gezielt zur Anwendung kommen sollte, bleibt der Einschätzung des jeweiligen Therapeuten vorbehalten.

Ich bevorzuge den Ausdruck »Bilderdialog« oder »medialer Dialog«. Denn Bilder sind immer im Raum, und auch das scheinbare Nichts kann im Dialog zu einem Medium werden. Während des Bilderdialogs befindet sich der Klient in einem anderen Bewusstseinszustand als im Tagtraum oder in der Nachschwingphase. So kann man nun mit ihm auch auf eine andere Weise kokonstruktiv »ins Spiel kommen« und andere technische Mittel einsetzen, die geeignet sind, seine Optionen zu vermehren, z. B. Metaphern oder Geschichten (im Sinne des Storytelling). Bloß keine Schnellschussdeutungen oder Besserwissereien! Sonst landen die Malutensilien auf dem Speicher. Manchmal lassen sich Symbole aus dem Tagtraum oder dem gemalten Bild aufgreifen und in Metaphern verwandeln, die dann als »interaktive Metaphern« (Fabregat u. Krause 2008) für die jeweilige Therapie zwischen beiden Dialogpartnern zu einem besonderen Kommunikationsmittel werden.

2.4 Zum technischen Repertoire der Grundstufe

Zwischen Tagtraum und Tagtraum reihen sich die gerade erläuterten Komponenten der KIP wie Perlen auf der Kette des Zeitstrahls auf (Abb. 4).

Die Abfolge von spezifischen Komponenten auf der Zeitachse ist typisch für die KIP, auch wenn Abweichungen von der Regel dann und wann sinnvoll oder notwendig erscheinen

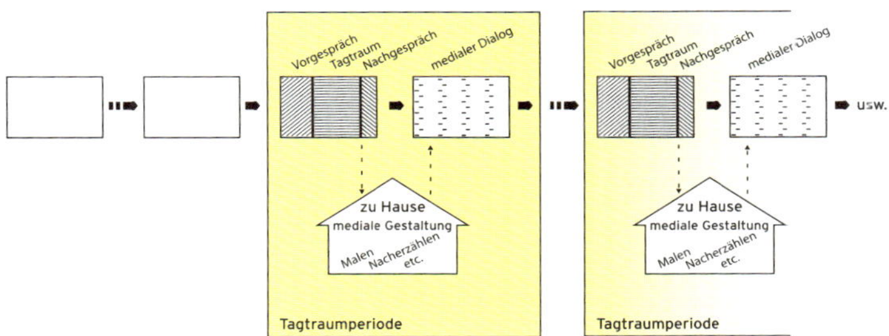

Abb. 4: Verlauf und Komponenten der KIP

mögen. Es gibt Situationen, in denen es therapeutisch ergiebig ist, auf die jeweilige Tagtraumübung bald eine nächste folgen zu lassen, mitunter sogar in ein und derselben Sitzung. Als gälte es gleichsam, den Stier bei den Hörnern zu packen. In der Hypnotherapie entspräche das einer fraktionierten Technik der Trancearbeit.

Die einzelnen Tagträume und die nachfolgenden Komponenten der Methode fügen sich in einer Längsschnittbetrachtung des Behandlungsverlaufs in die sogenannte *horizontale Achse* der KIP. Die *vertikale Achse* der Systematik dagegen sieht eine Abstufung von Kompetenzgraden vor, die mit der Grundstufe beginnt und später um eine Aufbaustufe ergänzt werden kann (Abschn. 5.1). In der klinischen Praxis wie in der Didaktik hat es sich bewährt, erst einmal Wissen und Erfahrungen auf dem Niveau der Grundstufe zu sammeln. Diese Richtschnur soll nun auch für das vorliegende Buch zur Einführung in die KIP gelten.

Die *Grundstufe* der Methode macht den Lernenden mit einer therapeutischen Grundhaltung vertraut und gibt ihm wirksame technische Mittel in die Hand, mit denen sich viele klinische Herausforderungen souverän meistern lassen. Hanscarl Leuner führte seine neue Methode, die er damals noch »katathymes Bilderleben« (KB) oder »Symboldrama« nannte, ausdrücklich als Kurzzeittherapie ein und betonte die basale klinische Bedeutung der Grundstufe. Im englischen Sprachraum war vom »basic level« der *Guided affective imagery* (GAI) die Rede (Leuner 1969). Im großen Lehrbuch (Leuner 2012) finden sich mannigfache Beispiele für erfolgreiche Therapien, die ausschließlich mit den Mitteln der Basisebene durchgeführt wurden. Das Kompaktcurriculum der deutschen Fachgesellschaft vermittelt in überschaubarer Zeit die hierfür notwendigen Wissensinhalte und Kompetenzen (www.agkb.de/curricula [30.12.2016]).

Die Grundstufe enthält neben den genannten Motiven auch Hinweise zur therapeutischen Haltung und zu bewährten Vorgehensweisen. Kurz zusammengefasst, kann das methodische

Feld der Basisebene in drei Kategorien beschrieben werden (Tab 1). Details sind einem in Seminarform aufgebauten, auf die Grundstufe zentrierten Buch zu entnehmen (Wilke 2011).

Therapeutische Haltung	Motive	Vorgehensweisen
sich ins Imaginieren einübend, empathisch, begleitend, schützend, fördernd, ermutigend, offen für Neues	ITT: *Blume (Baum)* *Wiese* *Bach* *Berg* *Haus* *Waldrand*	beschreiben lassen, alle Sinne einbeziehen, Empfinden verbalisieren, imaginativ erkunden, Neues ausprobieren, situativ intervenieren

Tab 1: Technische Kategorien der KIP-Basisebene

2.5 Auf der Basisebene unterwegs – mit einer Fallgeschichte

In der Psychotherapie kommt zu jener Geschichte, die schließlich zu Problemen, Konflikten und Symptomen führte, eine neue Art von Geschichte hinzu, die für eine gewisse Zeit und darüber hinaus als Behandlungsgeschichte eine besondere Bedeutung erlangt (Abb. 5). In der KIP wird die Behandlung durch Tagtraumübungen angereichert und strukturiert, womit eine weitere, bildhaft prägnant erlebte Geschichte entsteht, die sich nachhaltig auf die Qualität des therapeutischen Prozesses auswirkt.

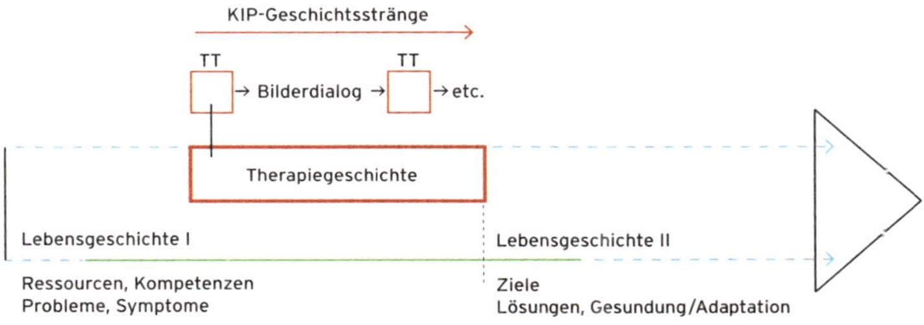

Abb. 5: Geschichtsstränge in der KIP

Die folgende Fallgeschichte – ausführlicher nachzulesen bei Kottje-Birnbacher (2008) – illustriert, wie sich eine Psychotherapie mit dem Tagtraum Schritt für Schritt von der Basisebene aus aufbauen lässt.

Beispiel 2-A: Die Nacherzählung der »Fortschritte« dieser KIP orientiert sich an einzelnen Tagträumen und den dazu gemalten Bildern. Zur Einleitung der Tagtraumübungen werden hier anfänglich Standardmotive der Grundstufe benutzt und mit den technischen Mitteln der Basisstufe kombiniert. Aus den beigefügten Klammern (siehe unten: {/}) sind die Reihenfolge der Tagträume und die jeweilige Therapiesitzung ersichtlich; dadurch wird ein Eindruck vom Rhythmus zwischen Gesprächs- und Imaginationsphasen vermittelt. Am Ende der Kasuistik sind die zu den Tagträumen gemalten Bilder in einer Synopse dargestellt (Abb. 6).

Zur Vorgeschichte und ihrem Hintergrund

Edith A., eine stark übergewichtige Frau von 28 Jahren, sucht wegen depressiver Verstimmungen, psychosomatischer Beschwerden (schweres Ekzem, chronische Magenschmerzen) und sexueller Empfindungsunfähigkeit eine psychologische Psychotherapeutin auf. Die Beziehung zu ihrem Ehemann erscheint partnerschaftlich ausgewogen, die soziale und berufliche Situation ist offenbar stabil. Schwere Verwerfungen werden dagegen aus der Kindheit berichtet. Es hatte seine Gründe, dass die Abiturientin ihr Elternhaus gleich nach dem Schulabschluss verließ.

Als erstes uneheliches Kind geboren, lebte Edith bis zu ihrem fünften Lebensjahr mit ihrer offenbar narzisstisch und hysterisch agierenden Mutter, ihrem ersten Stiefvater und ihren ersten beiden Stiefgeschwistern im Hause der geliebten Großeltern. Als die Mutter mit einem neuen Ehemann in eine andere Stadt zog, war für Edith nicht nur die wichtige Nähe zu den Großeltern schlagartig beendet, sondern auch die hinreichend gut behütete erste Phase ihrer Kindheit. Als ältestes Kind wurde sie zunehmend in Sorgepflichten eingespannt, für bald insgesamt vier jüngere Stiefgeschwister und für die emotionalen Belange der Mutter. Zur

Überbeanspruchung des parentifizierten Kindes kamen ab dem elften Lebensjahr Übergriffe durch den Stiefvater hinzu, denen das Mädchen schutzlos ausgeliefert war.

Nach dem »not-wendigen« frühen Auszug aus dem Elternhaus fühlte sich Edith A. frei genug, eigene Wege einzuschlagen. Sie brachte ihr Studium zügig zum Abschluss, fand eine gute Anstellung und heiratete ihren Jugendfreund. Aber die früheren Belastungen wirkten in ihr nach. Im intimen Kontakt mit ihrem Mann spürt sie schmerzlich die Narben, die sie durch die Übergriffe des Stiefvaters davontrug. Sie möchte nun über eine Therapie endlich freier werden – sexuell wie emotional – und jene Schuldgefühle ablegen, die sie nach guten Zeiten immer wieder einholen.

Nach den Kriterien der OPD (Arbeitskreis OPD 2006) dreht sich der zentrale Konflikt bei dieser Klientin um die Pole »Versorgung« und »Autarkie«. Als das Kind mit fünf Jahren seine stabilen großelterlichen Bezugspersonen verlor, war es ganz von seiner Mutter abhängig, von der hinsichtlich Versorgung nicht viel zu bekommen war. Edith war der Mutter nur lieb, wenn sie ihr Entlastung brachte und selbst keine Ansprüche stellte. Diese Form von Beziehungsgestaltung schrieb sich auch anderen Menschen gegenüber fort, bis ins Berufsleben hinein, und hatte der einsatzbereiten, gefälligen jungen Frau schon viel Anerkennung eingetragen. Derartige Gratifikationen werden ihr allmählich suspekt.

Die konflikt- und entwicklungsbezogene Darstellung der Zusammenhänge entspricht einer psychodynamischen Betrachtungsweise der Therapeutin, die von ihrer Ausbildung her den systemischen Kontext berücksichtigt und stets auch die Option einer Paar- oder Familientherapie prüft. Bei Edith A. setzt die Therapeutin im Hinblick auf die ausgeprägte innerseelische Konfliktdynamik ihrer Klientin und den Aspekt der notwendigen seelischen Nachentwicklung auf eine tiefenpsychologische Psychotherapie, die nach Möglichkeit als KIP durchgeführt werden soll.

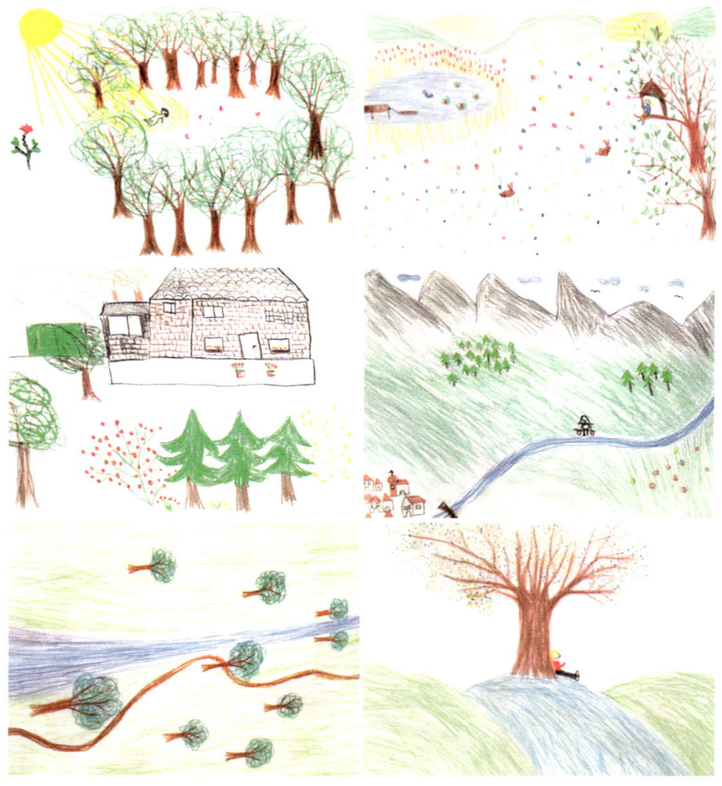

Erläuterung

Die später zu Hause gemalten Bilder sind ein anderes Medium als die in den Sitzungen durchgeführten Tagträume {laufende Nummer/Therapiesitzung}. Es handelt sich um unterschiedliche Konstruktionen und Lesarten von »Wirklichkeit«. (Die Bilder sind in chronologischer Reihenfolge von oben links nach unten rechts angeordnet.)

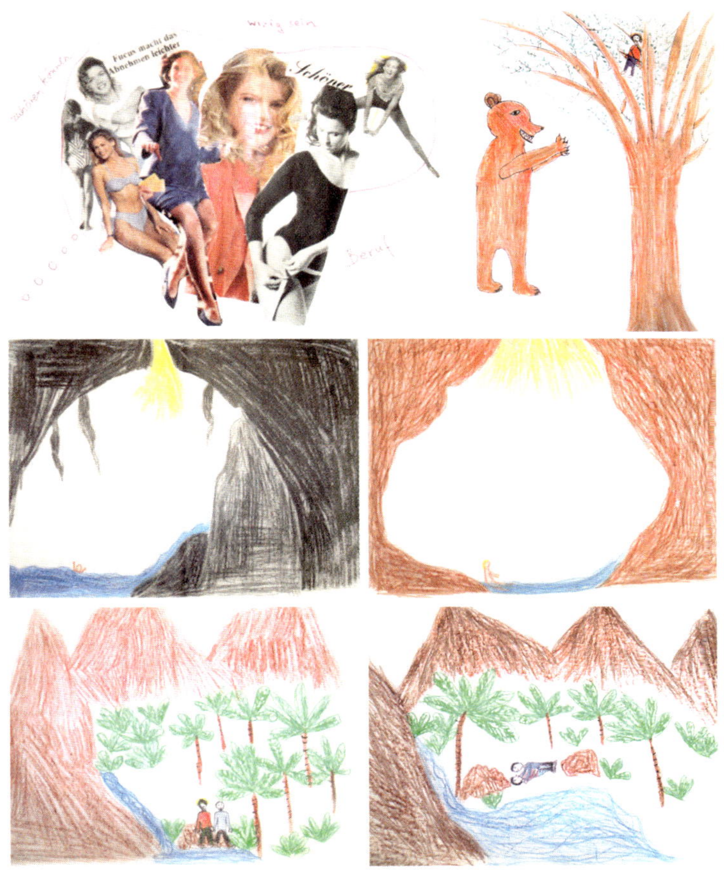

Abb. 6: Die zwölf zu den Tagträumen gemalten Bilder (Bsp. 2-A)

Während einer Psychotherapie mit dem Tagtraum wird die intrapsychische wie die interaktionelle Situation auf einer bildhaften Ebene oft schnell »einsehbar« und therapeutisch zugänglich. In diagnostischer wie in strategischer Hinsicht kann die Imagination dazu beitragen, einen Behandlungsfokus zu (er)finden und abzuschätzen, auf welchem Niveau der seelischen Stabilität sich der Patient oder Klient gerade befindet. In der KIP bezieht man sich hierzu vor allem auf die Strukturachse der OPD-2 und auf eine bewährte diagnostisch-indikative Trias (DIT), die als Richtschnur für das therapeutische Vorgehen dient (siehe Kasten).

Die diagnostisch-indikative Trias (DIT)

1. Kategorie: Ich-Struktur stabil (»Konfliktneurose«),
therapeutische Strategie: Einsicht, explizite Technik der KIP
2. Kategorie: ich-strukturelle Störung,
therapeutische Strategie: Nachreifung, Erfahrung, implizite Technik der KIP
3. Kategorie: traumatisch bedingte Störung,
therapeutische Strategie: Schutz bis Integration, gestufte aktive Technik

Bei einer ich-strukturell stabilen Persönlichkeit ist es in der Regel bald möglich, therapeutisch bearbeitbare Konfliktbereiche auszumachen (1. Kategorie). Bei ich-strukturellen Schwächen finden sich nicht selten Hinweise für Störungen in der frühkindlichen Entwicklung und für einen entsprechenden Nachholbedarf in der Therapie (2. Kategorie). Bei traumatischen Erfahrungen, die zu dissoziativen Zuständen und eruptiven Flashback-Erinnerungsfetzen disponieren, hat sich eine abgrenzende, gestufte Strategie bewährt, die strikt für »geschützte« Reservate sorgt – auch und gerade in der Imagination (3. Kategorie).

Im Verlauf der hier nachzuzeichnenden KIP wird sich zeigen, dass immer wieder aufs Neue zu prüfen ist, welche der drei Kategorien in der jeweiligen Etappe der Behandlung für das technische Vorgehen richtungweisend ist. Ein gängiges Verlaufsmodell der Methode geht davon aus, dass durch die

Imagination in periodischen Abständen ein virtueller »Erlebnisraum« aufgebaut wird, dem dann ein für die nachfolgenden Gespräche vorgesehener »Verarbeitungsraum« folgt (Kottje-Birnbacher 1992). Die Realität des Verarbeitungsprozesses, der eine Therapie durchzieht, hält sich nicht an solche idealtypischen Grenzziehungen. Man wird aus der folgenden Kasuistik ersehen können, wie Erlebnisse und Beziehungen »außerhalb« und »innerhalb« der Therapie – letztlich durchaus fruchtbar – aufeinander einwirken.

Erste Etappe

Schon während der probatorischen Sitzungen kommt es zu einer Krise und damit zu einer ersten therapeutischen Herausforderung. Die eineinhalb Jahre jüngere Schwester, die schon eine Weile in psychotherapeutischer Behandlung ist, musste wegen einer Psychose in die Psychiatrie eingewiesen werden. Frau A. rastet reflexhaft in alte Muster der Parentifizierung ein und ist dabei, alle möglichen Aufgaben zu übernehmen, die eigentlich in die Zuständigkeit ihrer Mutter fielen. Die Therapeutin zeigt ihrer Klientin auf, wo deren ureigene Interessen liegen. Daraufhin fordert Edith A. ihre Mutter auf, sich ihrerseits um die Schwester zu kümmern, und verschafft sich damit Entlastung – zum ersten Mal in ihrem fürsorgeträchtigen Leben. Die Therapie bekommt nun mehr Ruhe und Raum für die Innenschau und für die Reflexion von Zusammenhängen.

Am Anfang jeder KIP gilt es auszuloten, ob und in welcher Weise der Klient das Medium der katathymen Imagination zu nutzen vermag. Nach ihren bisherigen Informationen konnte unsere Therapeutin für diese Behandlung – im Sinne der ersten DIT-Kategorie – von einer stabilen Neurosenstruktur mit gut zu ortenden Konfliktbereichen ausgehen. So lag es nahe, mit Grundstufenmotiven zu beginnen, um die diagnostischen und therapeutischen Möglichkeiten der KIP-Basisebene zu nutzen. Der »Blumentest« scheint dementsprechend zu verlaufen.

Zur Vorstellung einer ***Blume*** {1/7} angeregt, sieht Frau A. *eine wilde Rose mit kräftigem Stiel und vielen kleinen Stacheln; die*

Blüte ist halb geöffnet. Sie schaut die Blume an und genießt den Duft. [Therapeutin: Wonach ist Ihnen jetzt?] Die Protagonistin will einen Park aufsuchen und findet dort eine Wiese, die von Bäumen umgeben ist. Die Sonne scheint warm, die Vögel zwitschern, sie legt sich ins Gras, schließt die Augen und genießt den schönen Sommermorgen.

Mit seiner frühlingshaften Stimmung wirkt dieser erste Tagtraum recht hoffnungsvoll. Die Klientin verfügt offenbar über gute Fähigkeiten zum Imaginieren, Symbolisieren und sinnlichen Erleben. Sie kann therapeutische Angebote mit Gewinn aufgreifen und spontan auf ein zeitlich begrenztes Regressionsniveau kommen. Man bezeichnet das gerne als »Regression im Dienste des Ich« (Balint 1970). Alles spricht für eine im Ansatz positive Einstellung gegenüber der Therapeutin und ihrer Methode.

Das von unserer Klientin in die nächste Sitzung mitgebrachte Bild stimmt im Großen und Ganzen mit dem Erleben im Tagtraum überein (Kriterium der Kongruenz). Ein paar Details lassen allerdings aufmerken (im Text *kursiv* hervorgehoben). Die kräftigen Stämme der Bäume wirken wie *abgesägt* und *Ersatztriebe* bildend. Die Rose hat einen dichten, doppelseitigen *Rand aus schwarzen Dornen,* den Frau A. später mit schwarzer Farbe hinzugefügt hat.

Der Therapeutin kommen angesichts der symbolisch eingekleideten Auffälligkeiten bestimmte Krisen und Brüche aus der Biografie ihrer Klientin in den Sinn. Doch so etwas wird – gerade in der Anfangsphase – besser nicht unmittelbar ins Gespräch gebracht, geht es doch vorrangig darum, den Bilderdialog als ein weiterführendes, nützliches Medium schätzen zu lernen, das vor allem immer wieder neue Ideen ins Spiel bringt.

Im Rahmen der Grundstufe wird üblicherweise nach dem »Blumentest« als nächstes Vorstellungsmotiv eine »Wiese« ausgewählt. Dieses Motiv ist für die Anfangsphase gut geeignet, da eine Wiese in unserem Kulturkreis meist positive Gefühle weckt und einen weiten symbolischen Raum absteckt, in dem vielfältige Stimmungsqualitäten und Besonderheiten der persönlichen Weltwahrnehmung auf bildhafte Weise zum Ausdruck kommen können.

Zur Vorstellung einer ***Wiese*** {2/11} angeregt, sieht sich die Tagträumerin *auf einer sommerlichen Blumenwiese. Das Gras reicht ihr bis zum Bauchnabel (!). Sie setzt sich hin und schaut in den Himmel, ist ganz versteckt in dem hohen Gras und genießt das. Nach einer Weile steht sie auf und läuft lustvoll herum. Schließlich entdeckt sie Schmetterlinge und andere kleine Tiere. Sie fühlt sich dabei wie ein Kind von etwa zehn Jahren. Der Radius ihrer Unternehmungen wird immer größer. Sie kommt zu einem Teich mit Seerosen, umgeben von hohem Schilf. Am Ende findet sie auf einer dicken Eiche ein Baumhaus vor, in das sie sich zurückziehen kann. Von dort aus hat das Mädchen einen herrlichen Blick über die ganze Umgebung.*

In der Nachschwingphase tauchen spontan Erinnerungen an die geborgene Zeit bei der Großmutter auf. Frau A. ist verwundert und beglückt angesichts dieses lange vergessenen kindlichen Zustands, in dem niemand etwas von ihr erwartet oder einfordert. – Das zum Tagtraum gemalte Bild gibt dies atmosphärisch kongruent wieder. Es zeigt die Protagonistin, mit den Beinen baumelnd, in ihrem imaginierten *Baumhaus*.

Doch die äußere Realität lässt es nicht zu, dass Frau A. die Beine baumeln lässt. Schon bald wird sie von familiären Pflichten eingeholt und ist wieder einmal drauf und dran, sich vereinnahmen zu lassen. Ihre Schwester hatte den Eltern Vorwürfe wegen der damaligen Missbrauchssituation gemacht. Nun geht es allen schlecht. Die Schwester ist psychisch erneut dekompensiert, der Vater liegt mit Magengeschwüren in einer Klinik, die Mutter ist hoffnungslos überfordert, und unsere Klientin zieht es zurück in kindliche Loyalitäten. Kognitiv intervenierend, gelingt es der Therapeutin, die erwachsene Frau in ihrer Klientin anzusprechen, der es auch dann gut gehen darf, wenn es der Schwester schlecht geht. – Frau A. verbringt mit ihrem Mann ein beinahe ungestörtes Wochenende zu zweit. Das Subsystem der beiden hat an Stabilität gewonnen. Die therapeutische Beziehung wirkt fürs Erste gefestigt.

Zweite Etappe

Frau A. hat jetzt begonnen, die überkommenen Rollenzuschreibungen zu hinterfragen und ihr Interesse dem eigenen Selbst zuzuwenden. Zur Einleitung des nächsten Tagtraums scheint hierzu ein Motiv der fortgeschrittenen Grundstufe angebracht, das in symbolischer Form etwas über die eigene Person aussagen, aber auch tiefere Einblicke in die verinnerlichten familiären Beziehungen vermitteln kann.

Die Tagträumerin sieht ein ***Haus*** {3/13} vor sich, *das von saftigen Wiesen umgeben ist, aber schon von außen düster wirkt. Im Wohnzimmer hängt ein imposantes Porträt ihrer schönen Mutter. Im ersten Stock befinden sich die Kinderzimmer und das Elternschlafzimmer. Bei der Beschreibung ihres Kinderzimmers tauchen assoziativ sofort Kindheitsszenen auf: schöne mit der Schwester, ängstigende mit dem schimpfenden, wütenden Stiefvater. Erst spürt die Tagträumerin die ständige Furcht von damals, dass ihre Mutter weggehen und der Stiefvater ins Zimmer kommen könnte. Dann würde auch schon sein Grapschen erfolgen, das in ihr Abscheu und Scham auslöst. [Hier schreitet die Therapeutin energisch intervenierend ein: Das hilflose Kind von damals sei heute eine erwachsene Frau, der dieser Mann nichts mehr anhaben kann.] Die Tagträumerin spürt sofort den Unterschied zur damaligen Situation und kommt in einen anderen Zustand. Zum Ende der Imagination wird sie zu einer selbstbewussten Protagonistin des Symboldramas, lässt den Stiefvater wortlos stehen und geht als erwachsene Frau aus dem Haus.* –

Diese Art von spontaner Altersregression hat im Vergleich zu den gutartigen regressiven Zuständen der vorangegangenen Tagträume eine andere Qualität und erfordert dementsprechend eine andere therapeutische Technik. Diesmal ist die Begleitung nicht – wie bei den Tagträumen zum Motiv »Blume« oder »Wiese« – auf Intensivierung der Gefühle durch gleichgerichtetes Mitschwingen ausgerichtet, sondern auf Begrenzung und Dosierung des Erlebens.

Das gemalte Bild vermittelt eine *düstere, beängstigende Stimmung,* wie sie sich im ersten Teil des Tagtraums zusammenbraute. Was im Inneren des Hauses dann passierte, ist nicht gezeichnet. –

Die Therapeutin hatte während der Imagination geistesgegenwärtig für Abgrenzung gesorgt und ihrer Klientin damit zugleich ein Beispiel gegeben. Interaktionelle Momente dieser Art haben das Zeug für später zu bildende, thematisch analoge Narrative und Metaphern.

Schon während der Zeiten des Missbrauchs war das kleine Mädchen voller Selbstvorwürfe gewesen. Die heranreifende junge Frau wird später nicht davon ablassen, sich zu verübeln, dass sie das alles hatte geschehen lassen und dass sie sich nicht heftiger gewehrt hatte. Die Therapeutin akzentuiert nun die Geschichte aus einer anderen Perspektive heraus und bietet auf diese Weise neue Sinnzusammenhänge an (Reframing). Das tapfere Stillhalten und Schweigen des Kindes sollte der Familie den Haupternährer und den Zusammenhalt bewahren. Die innerliche Übernahme der Verantwortung für das Geschehen, die sich in Schuldgefühlen äußert, erhielt der heranwachsenden Frau bis heute jene im Kindesalter so lebensnotwendige Gewissheit, gute Eltern zu haben. Solche positiven Konnotationen »passen« ebenso gut zu den erinnerten Fakten wie das ursprünglich gebildete Narrativ, stärken aber die Selbstachtung der erwachsenen Frau.

In der konkreten Arbeit mit katathymen Imaginationen hatte die Therapeutin feststellen müssen, dass sich die Ich-Struktur ihrer Klientin gerade als brüchiger darstellt als bisher angenommen, und sie wird künftig auch die beiden anderen Kategorien der DIT-Trias in Betracht ziehen. Sie ändert jetzt für die gegenwärtige Behandlungsetappe ihre Strategie. Die KIP soll zwar auf der Basisebene weitergeführt werden, aber erst einmal auf Grundstufenmotive mit mehr ressourcenförderndem, das Selbst stärkenden Potenzial rekurrieren.

Als Symbol für den Fluss des Lebens und der individuellen Entwicklung bietet der ***Bach*** {4/16} viele Möglichkeiten zur Stärkung des Selbst. Nach der Vorgabe dieses Motivs *sieht sich die Tagträumerin an einem Gebirgsbach, an dem sie nun entlangwandert. Sie fühlt sich frei und unbekümmert. Lustvoll und lebendig erkundet sie die Umgebung.* – Nach dem KB wirkt Frau A. noch ganz erfüllt von dem, was sie gerade erlebt hat, irgendwie satt und glücklich. Das Bachmotiv hat anscheinend das Selbstsystem gestärkt, indem Ressourcen und verinnerlichte gute Erfahrungen aktiviert wurden.

Das gemalte Bild ist nicht konkordant mit dem Erleben im Tagtraum. Hier kommt jetzt eine andere Stimmung zum Ausdruck. Die Berge wirken recht *dunkel,* die Wiesen weit und leer, die Häuser stehen eng zusammen, das dunkle *Kreuz auf der Kirche* dominiert die Ansiedlung – so wie die Gewissensbisse, die das Lebensgefühl unserer Klientin beherrschen, solange sie denken kann. – Der eklatante Unterschied zwischen dem katathymen Bilderleben und dem später daheim gemalten Bild belegt, wie wichtig die Präsenz der Therapeutin hier ist.

In der Begrifflichkeit der DIT betrachtet, muss man jetzt offenbar vorerst von der zweiten Kategorie und von einem mittleren strukturellen Niveau ausgehen, das durch Internalisierungsbrüche wie durch den konkreten Verlust Halt gebender Personen relativ schnell zu destabilisieren ist. So macht sich die Therapeutin vor ihrem zweiwöchigen Urlaub nunmehr einige Sorgen. Sie kommt auf die Idee, durch die erneute Vorgabe des Bachmotivs an der guten Stimmung des vorangegangen Tagtraums imaginativ anzuknüpfen, um sie zu vertiefen und ihr für die bevorstehende Durststrecke mehr Dauer zu verleihen. Doch statt der gewünschten Überbrückungshilfe kommt ein konträres Szenario zur Darstellung, in dem die Verlassenheitsgefühle und Ängste der Klientin nun erst recht bildhaft Gestalt annehmen.

Der ***Bach*** {5/22} *fließt in eintöniger Landschaft vor sich hin. Die Luft ist drückend. Der Weg scheint endlos. Die Tagträumerin hat Angst, diesen Weg nicht zu schaffen. Schließlich sieht sie in der Ferne einen großen Baum (!), an dem sie sich völlig erschöpft niederlässt und ausruht.* –

Therapeutin und Klientin sind beide ganz betroffen angesichts des Verlaufs dieses Tagtraums. Aber es ist unschwer zu verstehen, was hier Regie führte. Die gute Gefühlsbasis vom letzten Mal ließ sich nicht wieder aktivieren, weil im Inneren der Tagträumerin eine andere Affektlage vorherrschte. Sie muss sich – belastet von diversen Ängsten – als ausweglos verlassen und einsam empfunden haben. Man kann an diesem KB sehen, wie zuverlässig die gegenwärtige gefühlsmäßige Situation jeweils gespiegelt wird:

Die real aktivierten Affekte können nicht verleugnet oder manipuliert werden, sondern drücken sich auf der Bildebene des Tagtraums aus. Doch hatte dieser Traum sich nicht in zwei Phasen abgespielt? Aus einer aufgewühlten Stimmungslage heraus fand die Tagträumerin schließlich doch ihren *Baum* zum Anlehnen und Ausruhen!

Frau A. hat gleich zwei Bilder in die nächste Sitzung mitgebracht, in denen die zeitliche Abfolge der dramatischen Szenerie konkordant zum Ausdruck kommt. Das erste der Bilder lässt an ein Bäume umknickendes Unwetter denken, das zweite an die Ruhe nach dem Sturm. Auf symbolische Weise bilden sich Zustände des Selbst ab, das schließlich doch zur Ruhe kommt. Der aufrecht stehende Baum, der zum Anlehnen einlädt, mag – gemäß den Theorien von Winnicott (1973) – als eine kreative Leistung besonderer Art zu verstehen sein. Er wäre im begrifflichen Kontext des sogenannten Übergangsraums dann so etwas wie ein imaginativ erschaffenes »Übergangsobjekt«, mit dem das verlassene Kind (in der Klientin) die guten Zeiten mit der Mutter (in der Therapeutin) vor der wütenden Zerstörung schützt, um sie in sich aufzubewahren und erst einmal spielerisch damit umzugehen. Ein solches präsymbolisches Übergangsobjekt kann dabei helfen, auch im Alleinsein innerlich seine Ruhe zu bewahren.

In ihrer Lebensrealität hat Frau A. vorerst keine solche Fähigkeit zum Alleinsein. Während der Therapiepause telefoniert sie wieder täglich mit ihrer Mutter, nimmt aufs Neue an Gewicht zu, fühlt sich unattraktiv, hat Angst um ihre Ehe, findet es zwar anstrengend, sich ständig um die Belange anderer zu kümmern, tut es aber schließlich doch. – Sie macht also ausgiebig Gebrauch von altvertrauten Mustern; offenbar funktionieren alle noch.

Frau A. beginnt ihre erste Sitzung nach der Rückkehr der Therapeutin mit heftigen Klagen, die Gehör und Verständnis finden. Die gemeinsame Arbeit an den Lebensthemen der Klientin kann weitergehen. Sie kommt nun zum ersten Mal auf ihre sexuellen Probleme zu sprechen. Bei jeder Berührung ihres Mannes gerate sie innerlich in Panik und rette sich dann in eine forcierte Aktivität, in dem verzweifelten Wunsch, als Frau zu genügen.

Dritte Etappe

Die therapeutische Strategie ist für die nun folgende Behandlungsetappe auf eine Stärkung des Selbstsystems ausgerichtet, die jetzt in besonderer Weise auch an der psychosexuellen Identität orientiert ist. Hierfür bietet die Aufbaustufe der KIP erweiterte motivische und technische Möglichkeiten.

Als Frau A. gebeten wird, sich eine ***weibliche Gestalt*** {6/26} *vorzustellen, erscheint ihre Cousine, eine attraktive, blonde Frau, die von ihr früher immer beneidet wurde, weil sie in einer heilen, Halt gebenden Familie aufwachsen durfte. In diesem Tagtraum kommt es zu einem freundschaftlichen Gespräch zwischen den beiden Frauen.* – Zu Hause entsteht daraus eine Collage mit lauter schönen Frauen aus Illustrierten. Frau A. erzählt dazu, dass ihre beiden besten Freundinnen sehr hübsch und selbstbewusst seien, so ähnlich wie die Frauen auf dem Bild. Und schon stellen sich die alten Minderwertigkeitsgefühle wegen ihres Übergewichts ein.

Die Therapeutin erkundigt sich nach der Vorgeschichte dieser Thematik. Sie geht offenbar bis in die Zeit der Pubertät zurück. Mit elf Jahren habe das Dickwerden eingesetzt. [Mit elf?] Schlagartig ist Edith A. der zeitliche Zusammenhang mit den übergriffigen Annäherungen des Stiefvaters klar. [Ob das Dickwerden wohl auch zu etwas gut gewesen sein könnte?] Als dickes Mädel sei sie weniger ansprechend für den Stiefvater gewesen und gehorsam gegenüber dem unterschwelligen Anspruch ihrer Mutter, die einzige attraktive Frau in der Familie zu bleiben. (In dem dominanten Bild der schönen Mutter des zuvor imaginierten Hauses hatte sich das thematisch bereits angedeutet.) Ihre Schwester, die ein schlankes, hübsches Mädchen war, wurde von dieser Mutter immer wieder heftig angegriffen und entwertet, während unsere Klientin der »guten« Beziehung zuliebe von klein auf vieles opferte, bis hin zur reifenden weiblichen Attraktivität. –

Auch diese Sitzung bot Ansätze zur Schaffung eines alternativen Narrativs: Bei der weitergehenden Beschäftigung mit dem imaginativ zutage geförderten Erinnerungsmaterial werden neue funktionelle Zusammenhänge erkennbar, in denen frühere Haltungen des Mädchens und Bewältigungsstrategien der erwachsenen Frau als sinnvolle Leistungen anzuerkennen sind (Reframing).

Woran es der erwachsenen Edith A. heute noch mangelt, ist die adäquate Wahrnehmung und Durchsetzung ihrer Interessen im Hier und Jetzt. Zum Motiv ein ***wildes Tier*** {7/32} erscheint sofort *ein gefährlicher, großer Bär mit wütend aufgerissenem Maul. Die Protagonistin flüchtet sich auf einen Baum (!). [Sie möge das Tier jetzt von dort aus – gut genug geschützt – mit ihren Augen fixieren und den Bär mit diesem Blick am Ende »bannen«!] Anfänglich fühlt sich die Tagträumerin einer solchen Aufgabe noch nicht gewachsen, und es bedarf beherzter therapeutischer Assistenz, bis sie gelernt hat, dem wilden Tier emotional Paroli zu bieten. Schließlich wird das zornige Funkeln in den Augen des Bären schwächer; sie merkt, dass es ihm seinerseits schwer wird, ihrem Blick standzuhalten. Dann zieht er sich in den Wald zurück. Als erstarkte Frau kann sie vom Baum steigen und nach Hause laufen, wo ihr Mann auf sie wartet. –*

In dieser Tagtraumübung bringt die Therapeutin ein »Regieprinzip« des Symboldramas zum Einsatz, mit dem der jeweilige Protagonist bedrohlich erscheinende Situationen auf der Bildebene der Imagination zu meistern lernt, um später innerseelisch wie interaktionell auf neue Stärken zurückgreifen zu können. In der von Leuner (1955) entwickelten Technik der »Symbolkonfrontation« wird dem Protagonisten eines imaginären Dramas die Auseinandersetzung mit einem furchterregenden Gegenüber zugemutet, dessen Blick es auszuhalten und schließlich zu bannen gilt. Hierzu bedarf es einer zuverlässigen und energischen professionellen Assistenz. Durch eine solche Art der Begleitung unterscheidet sich die kontextuell ähnliche jetzige Situation von der früher erlebten und innerlich immer noch gefürchteten Situation, in der die betreffende Person auf sich selbst gestellt und überfordert war. Eine solche Episode kann nachfolgend verinnerlicht und zum narrativen Modell für künftige Herausforderungen in anderen Kontexten werden.

Der im letzten Tagtraum erscheinende Bär ist auf der Subjekt- wie auf der Objektstufe interpretierbar: In dieser bedrohlichen tierischen Gestalt können sich bedrohliche Objektrepräsentanzen und/oder bedrohliche Selbstanteile symbolisch darstellen. Demnach wäre die Szene auf verschiedene Weise zu verstehen, sei es als Konfrontation mit dem übergriffigen Vater oder mit der neidischen Mutter, sei es als Kontaktaufnahme mit eigenen bärenstarken, wütenden oder gar rachsüchtigen Seiten.

Im gemalten Bild sind die Größenverhältnisse eindeutig. Die Tagträumerin zeichnet sich selbst in einer kindlichen Gestalt, *hoch oben in den Halt gebenden und schützenden Ästen eines starken Baumes*. (Zur Bildergeschichte und möglichen symbolischen Bedeutung sei auf das frühere *Baumhaus* verwiesen.) – Frau A. hat viele Einfälle zu diesem Bild, die in den nächsten Stunden verbal zu bearbeiten sind, während sich körperlich abzeichnet, dass sie an einer Belastungsgrenze angelangt ist. Das chronische Ekzem hat sich dramatisch verschlimmert. Am ganzen Körper juckt und brennt es unerträglich. Die heftige innere Auseinandersetzung mit den destruktiven Aspekten der Eltern und des eigenen Selbst hat ihren psychosomatischen Preis. (Ihre Schwester war im Zuge einer derartigen Auseinandersetzung psychotisch entgleist.)

Bei der Behandlung psychosomatischer Erkrankungen der Haut haben sich »wasserhaltige« Motive bewährt, die zusammen mit der simultanen psychophysiologischen Entspannung oft rasch zu eindrucksvollen Besserungen der Symptomatik führen (Leuner 2012). Bei der erneuten Vorgabe des Motivs ***Bach*** {8/39} erscheint *eine kühle, dunkle Quellhöhle. Das Wasser ist eiskalt, aber auf der Haut ausgesprochen wohltuend. Die Protagonistin kniet nieder, schöpft sich Wasser mit den Händen, benetzt die Arme und den Oberkörper, und genießt das in vollen Zügen. Das Rauschen des Wassers wirkt beruhigend; die Steine sind glatt; das Jucken ist weg. Nach einer Weile bemerkt die Tagträumerin erstaunt, dass sich das Wasser in der Höhle nun nicht mehr so kalt anfühlt. Sie taucht ganz hinein, lässt sich Wasser über den Kopf laufen, hat rundherum ein »sauberes«, angenehmes Körperempfinden. Schwimmend wird sie gewahr, wie gut es sich anfühlt, vom Wasser eingehüllt und getragen zu sein, schwerelos und mit dem Wunsch verbunden, dass es so bleiben möge. Der Haut geht es gut. Nach einer langen Weile steigt die Protagonistin wieder* *heraus und lässt sich auf dem Felsen in der Sonne trocknen, während sie sich lustvoll über Brust und Bauch streicht.* – In der Nachschwingphase ist Frau A. erstaunt über das sinnliche Erleben im Tagtraum und erfreut darüber, dass sie es so lange zulassen konnte.

In körperlicher Hinsicht wirkt die positive Erfahrung aus dem KB in den nächsten Wochen weiter: Der Körper juckt nicht mehr; das Ekzem klingt dauerhaft ab. Aber psychisch hält das gute, klare Gefühl aus dem KB nicht sehr lange an. – Das gemalte Bild der Höhle entspricht so gar nicht dem Erleben im Tagtraum. Die Höhle ist in hartem Schwarz gemalt. Die Protagonistin schwimmt ganz klein mitten in den Fluten, mit hocherhobenen, hilfesuchenden Armen. – Die von diesem Bild ausgehende Stimmung erinnert Frau A. an ein bestimmtes Gefühl aus der Kinderzeit: beim Nach-Hause-Kommen, wenn die Mutter fort und Edith dem Stiefvater ausgeliefert war. Die unschuldige Sinnlichkeit des imaginativen Erlebens ließ sich also zu Hause emotional nicht halten, sondern wurde durch Missbrauchsassoziationen kontaminiert. In der Stunde des Bilderdialogs verfällt die Klientin auch wieder in Selbstvorwürfe. Sie fragt sich, wieso sie das alles mit sich hat machen lassen, ohne sich zu wehren. – Die Therapeutin setzt den Klagen rasch eine Grenze, und zwar durch die Hausaufgabe, ein zweites Bild zu dem zu malen, was sie im KB alles erlebt hat. Sie möge ihre Aufmerksamkeit bitte konsequent auf positive und angenehme Sinneseindrücke lenken.

Auf dem neuen Bild, das Frau A. zur nächsten Stunde mitbringt, sieht die Höhle wie ein freundlicher Uterus aus. Die Protagonistin selbst sitzt *sicher auf dem Felsen,* die Beine im Wasser. Die Klientin wirkt diesmal zufrieden mit sich. Sie muss die gute Stimmung offenbar nicht sofort wieder mit traumatischen Erinnerungen kontaminieren, sondern kann fühlen, dass hier in ihr etwas Neues entsteht. – Im therapeutischen Prozess sind jetzt auf der Verhaltensebene wie auf der Ebene der Imagination eine Reihe von Situationen zusammengekommen, die für die Herausbildung eines narratives Modells taugen, in dem es um die Kraft zum Setzen von Grenzen und den Schutz der Intimsphäre geht.

Vierte Etappe

Zum Motiv ein ***geschützter Ort*** {9/46} zeigt sich *eine schöne Wiese, die ringsum von Felsen umschlossen ist. Nur durch einen schmalen Spalt kann man dorthin gelangen. Die Protagonistin schaut sich um, badet ausgiebig in einem herunterströmenden Wasserfall und sucht sich dann einen geeigneten Platz zum Ausruhen. Nach einer Weile überlegt sie, ob sie diesen Ort für sich allein haben oder mit ihrem Mann teilen möchte. Schließlich entscheidet sie sich für die Zweisamkeit und lässt ihn in der Imagination zu sich kommen. Auch er findet das Tal wunderschön. Sie sitzen zusammen am Wasser und freuen sich daran.* –

Die Tagträumerin hat sich hier gerade unbelastet von ihren früheren Ängsten in der Fähigkeit zum Alleinsein geübt und dann aus freien Stücken für das Zusammensein mit ihrem Mann entschieden. – In der nächsten Stunde zeigt Frau A. ihrer Therapeutin ein dazu gemaltes Bild. Sie sitzt in dieser Version brav mit ihrem Mann am Wasser. Dann legt sie kichernd ein zweites Bild daneben. In der zweiten Version liegen die beiden innig und lustvoll aufeinander. Ob diese Szene im begleiteten Tagtraum schon erlebt und lediglich nicht erwähnt wurde oder erst beim Malen als neue Erfindung hinzukam, bleibt offen. Die Therapeutin respektiert und wahrt die von ihrer Klientin gesetzten Grenzen der Intimität. Frau A. konnte ihre Sinnlichkeit jetzt augenscheinlich zulassen und ihrer Therapeutin etwas davon zeigen. Ansatzweise zeichnet sich ein neues, trianguläres Modell des Umgangs zwischen einem Kind, seinem Vater und seiner Mutter ab, das die Intimsphäre achtet und förderlichen Entwicklungen neidlos ihren Raum gibt.

Vor dem Hintergrund der DIT-Kategorien betrachtet, stand zuletzt die dritte Kategorie an, in der es um angemessene Schritte der Verarbeitung von traumatischen Erfahrungen geht. Die Therapie hatte bis dahin an die 50 Stunden gedauert und wird nun noch eine Weile in größer werdenden Gesprächsintervallen – unter Bezugnahme auf das miteinander erschaffene bildhafte, metaphorische und narrative Material – mit veränderten Zielen fortgeführt werden. Jetzt geht es für die Klientin darum, sich die neuen Muster des Zusammenseins und der Interaktion als innere Schemata zu eigen zu machen. Unter lerntheoretischen und neurobiologischen Aspekten gesehen, wird es über einige Redundanzen und Perspektivenwechsel zur Konsolidierung des bis dahin Erreichten kommen. Für den Transfer ins tägliche Leben und die Erprobung in der dortigen Realität steht die Therapeutin fürs Erste noch als eine Art von begleitendem Coach zur Verfügung – auf dem Boden einer krisenerprobten, verlässlichen Beziehung.

Rückblickend kamen verschiedene günstige Faktoren zusammen. Die Indikation für eine KIP war offenbar richtig gestellt. Die Klientin konnte sich von Anfang an gut auf Imaginationen einlassen und von der Symbolarbeit profitieren. Der Therapeutin gelang es immer wieder aufs Neue, sich flexibel auf kritische Zustände und auf veränderte ich-strukturelle Gegebenheiten einzustellen. In den symbolischen Imaginationsübungen war streckenweise mehr die affektgetragene Aktivierung von Ressourcen, die kreative Förderung von Entwicklungspotenzialen, die Konfrontation mit Konflikten oder die Arbeit an Relikten traumatischer Erfahrungen angesagt. Aus den Imaginationen wie aus den Gesprächen heraus war es möglich, zu neuen interaktiven Modellen zu kommen und persönliche Erfahrungen durch einen geänderten Interpretationsrahmen zu alternativen Narrativen umzuformen. Das trug zu einer Stärkung der Selbstkohärenz, der Sichtweisen und der Entscheidungsmöglichkeiten bei. Die Klientin hat ihre anfänglich gesteckten Ziele weitgehend erreicht. Psychosomatische oder depressive Symptome quälen sie inzwischen ebenso wenig wie Schuld- oder Minderwertigkeitsgefühle. Sie ist autonomer und selbstsicherer, eine schlanker gewordene Frau, die ihre partnerschaftliche Beziehung jetzt farbenreicher und haltbarer sieht. Diesem Subsystem misst Frau A. nunmehr in ihrem Leben – in Abkehr von der Parentifizierung des Kindes – eine wesentlich größere Bedeutung zu als der Herkunftsfamilie, auch wenn sie das unbedingt Nötige weiterhin zu tun bereit ist und die gewachsenen Bindungen in Maßen aufrechterhält.

An der nacherzählten »typischen« Fallgeschichte ist typischerweise einiges untypisch. Sie begann auf Grundstufenniveau, mit einer etwas abgewandelten Reihenfolge von Standardmotiven: *Blume, Wiese, Haus,* zweimal *Bach.* Doch dann kamen ungewohnte Motive und Vorgehensweisen ins Spiel, die über die Basisstufe hinausgehen. Sie erfordern einen höheren Grad an Wissen und Kompetenzen, wie er in der *Aufbaustufe* der Ausbildung vermittelt wird.

Auf der *Erweiterungsebene* (»advanced level«) kommen komplexere Techniken und Strategien zum Einsatz. Wer eine solide Ausbildung anderer Provenienz und klinische Erfahrungen mitbringt, ist »gut aufgestellt«, wenn es um das Einüben des erweiterten Repertoires geht. Doch zuvor werden wir uns im folgenden Kapitel erst einmal mit grundlegenden Fragen der Behandlungstheorie zu befassen haben. Das Kapitel geht der Frage nach: Welche Wirkelemente sind die mentalen und neuronalen Trägermedien dessen, was im begleiteten Tagtraum geschieht?

3 Grundelemente der Katathym Imaginativen Psychotherapie

Die Psychotherapie mit dem Tagtraum ist in mehrfacher Hinsicht integrativ angelegt. Eine Reihe von Elementen, die auch in anderen Methoden zur Wirkung kommen, fließen hier in ein spezifisches Ganzes ein: die *katathyme Imagination*. Sie ist ihrerseits in einen mehrgliedrigen, gut systematisierten Behandlungsablauf eingebunden: die *Katathym Imaginative Psychotherapie (KIP)*. Alle in diese Methode eingewobenen Elemente taugen für eine Verbindung zu anderen Ansätzen der Psychotherapie und den dort vorrangig wirksamen Elementen, ohne dass deren Eigenheiten dabei aus dem Blickfeld gerieten. So wird z. B. das symbolische Element in der Psychoanalyse nach Sigmund Freud, in der analytischen Psychologie nach C. G. Jung oder in der Hypnotherapie nach Milton Erickson jeweils anders konzeptionalisiert und therapeutisch genutzt als in der KIP (Abschn. 3.4), während es in der Verhaltenstherapie – mit Ausnahme der Schematherapie – bislang eine untergeordnete Rolle spielt.

Das *integrative Moment* der KIP schafft die Möglichkeit, Techniken unterschiedlicher Provenienz in die Praxis und Theorie der KIP einzubeziehen. Therapeuten aus anderen Richtungen oder »Schulen« finden unschwer einen Zugang zum Verständnis und zum Erlernen der Tagtraummethode (Abschn. 6.1). Eine gemeinsame Plattform, über die sich Therapeuten aus unterschiedlichen Richtungen verständigen können, wird schließlich durch Erkenntnisse aus den Kognitions- und Neurowissenschaften bereitgestellt. Die KIP bietet in ihrer Behandlungstheorie plausible und klinisch praktikable Ansatzpunkte.

Nachfolgend werden vier Klassen von Kernelementen der Tagtraummethode erläutert, die zur Emergenz des Phänomens der katathymen Imagination beitragen, jeweils unter Bezugnahme auf neurobiologische Aspekte und auf Ähnlichkeiten oder Unterschiede bei benachbarten Psychotherapieformen. An erster Stelle steht die Imagination als solche, die in den verschiedensten Ansätzen der Psychotherapie mehr oder weniger gezielt genutzt wird und letztlich als eine Art von »Drehscheibe der Psychotherapie« fungiert (Ullmann 2010; vgl. auch Ullmann 2012a, S. 31). Für sich genommen, wäre die Imagination demnach kein Alleinstellungsmerkmal der KIP, auch wenn sie hier einen zentralen Stellenwert einnimmt. Als Dreh- und Angelpunkt der Methode wird dieses Element deshalb an erster Stelle erläutert; dann wird schrittweise herausgearbeitet, was die Besonderheit der »katathymen« Imagination ausmacht.

3.1 Imagination, Vorstellungskraft, Einbildung

Die *Imagination* als solche ist eine ganz natürliche geistige Fähigkeit, die jedem Menschen mehr oder weniger ausgiebig zur Verfügung steht. Vom Wortstamm her wäre man versucht, die Imagination auf das bildhafte Moment zu beschränken (lat. *imago:* »Bild«, aber auch: »Traumbild, Gestalt, Gleichnis, Sinnbild«). Doch unser Gehirn kann nicht anders, als ständig Vernetzungen zu anderen Sinneskanälen und zu körperlichen Vorgängen herzustellen, auch wenn sie nicht jederzeit in den Fokus der Aufmerksamkeit des »Bildbewusstseins« gerückt werden.

Insofern ist die *Fantasie* (griech. *phainesthai:* »erscheinen«) dem ursprünglichen Wortsinn nach ein mit der Imagination verwandter Begriff, verstanden als die Fähigkeit, etwas auf der Bildfläche des Bewusstseins in Erscheinung treten zu lassen. Freud räumte dem von ihm so genannten »Fantasieren« oder »Tagträumen« in therapeutischer Hinsicht gegenüber dem von ihm favorisierten Nachttraum einen minderen Rang ein, indem er darin ein weniger gut analysierbares neurotisches Phänomen sah.

Wandmalereien aus prähistorischer Zeit lassen auf magische Handlungen und therapeutische Rituale im Zusammenhang mit Imaginationen schließen. Besonders interessant für unsere Belange ist das Höhlenbild eines anthropomorphen Mischwesens, das als »Zauberer von Trois Frères« bekannt wurde. Man vermutet darin die Abbildung eines schamanischen Heilers. Das könnte für eine unmittelbare Nutzung des Vorstellungsvermögens zu »therapeutischen« Zwecken sprechen.

Der Bedeutungshof eines Begriffs lässt sich durch Synonyme erweitern und durch Definitionen eingrenzen. Das Synonym »Vorstellungskraft« weist darauf hin, dass die Imagination mentale Energien zu mobilisieren vermag. Sie kann für den gläubigen Christen buchstäblich »Berge versetzen« (vgl. etwa Matthäus 17, 20) und für den Sportler dazu dienen, Bewegungsabfolgen innerlich durchzuspielen, um sie später real auszuführen. Das mentale Training macht sich eine Äquivalenz und Äquipotenz von vorgestellten und realen Tätigkeiten zunutze. So konnte z. B. gezeigt werden, dass die reine Vorstellung des Übens einer bestimmten Notenfolge im motorischen Kortex dieselben motorischen Hirnareale neuroplastisch veränderte und zu annähernd guten Ergebnissen führte wie das konkrete Üben am Klavier (Pascual-Leone et al. 1995). Mit einem einfachen Experiment lässt sich die Vorstellungskraft unmittelbar vor Augen führen. Man nehme ein Pendel in die Hand, stelle sich – mit anfänglich noch geschlossenen Augen – vor, man könne es zur Rotation bringen, und staune über die zu beobachtenden Kreisbewegungen.

Nun zu den notwendigen Abgrenzungen des Begriffs gegenüber anderen Phänomenen. Die Imagination ist nicht dasselbe wie eine Visualisierung von geistigen Inhalten, bei der streng genommen nur auf die reine Bildvorstellung zentriert wird. Die Imagination unterscheidet sich auch kategorial von der Halluzination, die in den Bereich der pathologischen, unwillkürlichen Phänomene gehört, auch wenn es dem betroffenen Menschen gelingen kann, eine gewisse Einflussnahme auf sein Symptom auszuüben. Die Imagination dagegen zeichnet sich dadurch aus, dass sie weitgehend der willentlichen Steuerung unterliegt. Sie wäre damit als Pseudohalluzination zu bezeichnen. Leuner (2012) machte seinerseits bereits diese Unterscheidung, als er die Qualitäten der von ihm entwickelten Tagtraumtechnik beschrieb.

Unter den Synonymen für die Imagination sei schließlich eines herausgestellt, das auf ihre neurobiologische Verankerung hinweist: die »Einbildung« oder das »*Einbildungsvermögen*«. Es wurde bereits auf die Äquivalenz und Äquipotenz von mentalen Vorstellungen und realisierten Bewegungen hingewiesen. Will man im mentalen Training oder in der Psychotherapie zu dauerhaften Ergebnissen kommen, bedarf es – über die Einbildung hinaus – noch der Einprägung in neuronale Strukturen. Das Substrat hierfür ist die Neuroplastizität des Nervenzellgewebes, zusammen mit der erfahrungsabhängigen Vernetzung von Hirnarealen. Durch einen Prozess der Konsolidierung wird die vorgestellte oder erinnerte und – im Sinne der Äquipotenz – »real« durchlebte Erfahrung schließlich dauerhaft in die gedächtnistragenden Strukturen eingeprägt. In diesem Sinne kann wirksame Psychotherapie als ein mnestischer, d. h. gedächtnisumprägender Prozess aufgefasst werden.

Die einzelnen Psychotherapieformen bevorzugen in ihrer Behandlungspraxis regelhaft bestimmte mnestische Verarbeitungswege. Am »lexikalischen« Pol des Spektrums überwiegt der semantische Modus des sprachgebundenen deklarativen Gedächtnissystems, am bildlichen Pol dagegen dominiert ein episodischer Modus. Ein dritter Pol schließlich zeichnet sich durch die Aktivierung des nichtdeklarativen Gedächtnissystems im prozeduralen Modus aus (Abb. 7).

Die Wirkmomente der KIP können an allen drei Polen ansetzen. Am lexikalischen Pol steht die Vermittlung von Einsichten in problemrelevante Zusammenhänge im Vordergrund, wie z. B. in der kognitiven Verhaltenstherapie oder in der Psychoanalyse. Am bildlichen Pol kommt es im Zuge der Episodenaktivierung (Ullmann 2012b, S. 98) zum Erinnern, Verarbeiten und Verändern von Gedächtnisinhalten, ermöglicht durch korrigierende Erfahrungen in einem förderlichen therapeutischen Kontext. All dies wird am »enaktiven« (körper-

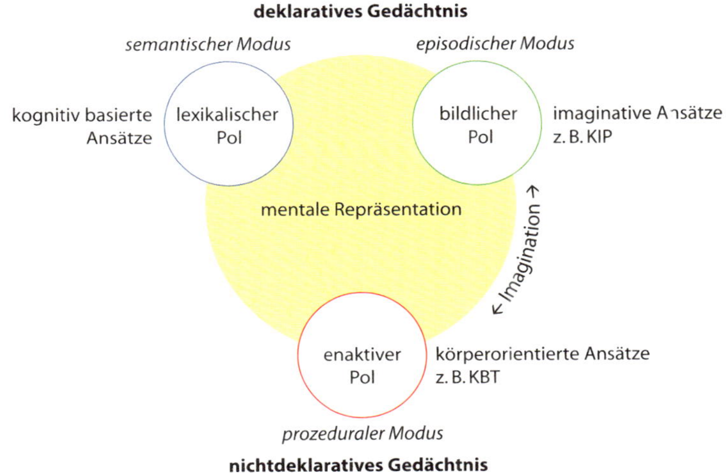

Abb. 7: Die Imagination als Drehscheibe der Psychotherapie

nahen, bewegungsbetonten) Pol zugleich auch im prozeduralen Modus des nichtdeklarativen Gedächtnissystems aufgerufen und schließlich neuroplastisch verankert. Die drei Eckpunkte der mentalen Repräsentation rücken näher zusammen, sobald Imaginationen ins Spiel gebracht werden.

Die Vorstellungskraft als »pure« Imagination ist ein essenzielles, aber nicht hinreichendes Element der katathymen Imagination, die ein darüber hinaus gehendes, integriertes Ganzes von höherer Komplexität darstellt. Was den genannten Synonymen des Begriffs der Imagination vor allem fehlt, ist das dialogische Element. Denn in der spezifischen Imagination der Tagtraummethode werden die bildhaften Vorstellungen von einem Therapeuten induziert und »live« begleitet. Das Adjektiv »katathym« weist in eine Richtung, die das affektive Erleben einbezieht und im weiter gefassten Sinn auch das sinnliche und körperliche Erleben einschließt. Der handliche alte Begriff »katathymes Bilderleben« (KB) bringt es auf den Punkt.

3.2 Affekte, Emotionen, Gefühle und alle Sinne des Körpers

Sieht man von dem Sonderfall einer »reinen« Visualisierung ab (wenn es die je gäbe), dann ist es schier unmöglich, bildhafte Vorstellungen zu entwickeln, ohne dass in unserem »verkörperten« Gehirn zugleich emotionale, motivationale und physiologische Schaltkreise aktiviert sind. Das entspricht dem Konzept des Embodiment, d. h. der Einbindung des Gehirnorgans in die Regelkreisläufe und Lernvorgänge des ganzen Körpers (Hüther 2006). In der katathymen Imagination werden diese natürlichen Zusammenhänge gezielt gefördert und therapeutisch genutzt.

Ein einfaches Experiment macht nachfühlbar, worum es dabei geht. Man stelle sich möglichst intensiv eine Zitrone vor, um bald danach eine physiologische Reaktion zu bemerken, die auf mitschwingende Netzwerke des Geschmackssinns schließen lässt. Angenehmer ist ein Spontanexperiment aus dem Alltag eines Kraftbrühenschlürfers. Kaum hat er den Duft in der Nase, stellt sich Appetit ein, und tief in seinem Inneren produziert der Magen bereits als »Zündsaft« für den Beginn des Nahrungsaufschlusses eine Flüssigkeit, die Salzsäure und Verdauungsenzyme enthält. Dieser Vorgang entspricht Pawlows ersten Experimenten an Hunden, bei denen der in Erwartung von Futter einsetzende Speichelfluss gemessen wurde.

Die menschliche Vorstellungskraft dagegen verbindet sich darüber hinaus mit dem sprachvermittelten deklarativen Wahrnehmungs- und Gedächtnissystem, wovon wir in der verbal angelegten Psychotherapie ja ausgiebig Gebrauch machen.

Ein etwas komplizierteres Experiment führt uns den Zusammenhang von Imagination, Emotion und Bewegung vor Augen. Man lege zwei verschiedenen Personen (oder Kleingruppen) je eine zu korrigierende Liste mit Wörtern vor, bei denen einzelne Buchstaben vertauscht sind. Die Listen der beiden Personen(gruppen) unterscheiden sich in formaler Hinsicht praktisch kaum, wohl aber inhaltlich. Die eine der Listen enthält überproportional viele Wörter, die mit Alter, Krankheit oder Siechtum zu assoziieren sind. Nach dem vermeintlichen Korrekturlesen werden sich die Personen in ihrer Körperhaltung und im Gangbild unterscheiden (in Analogie zu einem Experiment von Bargh et al. 1996). Eine Veränderung in der Mimik unserer Versuchsperson würde indirekt auf ihre veränderte affektive Gestimmtheit schließen lassen.

Die katathyme (affektgetragene) Imagination beruht – dem Wortsinn nach – auf einem bestimmten Gemütszustand, der die therapeutisch evozierte Vorstellung begleitet und verstärkt. Die jeweilige Imagination lässt einen jedenfalls nicht »kalt«, sondern verbindet sich unschwer mit einem *Affekt*. Dass Stimmungen durch eine Imagination einerseits hervorgerufen werden und andererseits eine Imagination in Gang bringen, entspricht der »bipolaren Natur« der Affekte. Dies lässt sich auf neurobiologischer Ebene mit dem Wirken sogenannter somatischer Marker erklären. Nach der Hypothese von Damasio (2001) stehen die Affekte durch ihre Verankerung in den physiologisch relevanten Zentren des Stammhirns mit kognitiven Operationen im präfrontalen Kortex des Vorderhirns in wechselseitiger Verbindung. Dass Traurigkeit mit Tränen in Verbindung steht, entspricht der allgemeinen Erfahrung. Dass Tränen schon allein durch eine traurige Vorstellung provoziert werden können, gehört zur Kunst des Schauspielers. Dass die Traurigkeit des Kindes zum Verschwinden gebracht werden kann, wenn die Eltern seine Tränen abwischen und tröstende Worte finden, ist allbekannt. Affekte »leiten« gleichsam in beide Richtungen. Das Adjektiv »katathym« wäre im Sinne der Bipolarität des affektiven Erlebens also am besten in zweierlei Richtung zu differenzieren: von Affekten geleitet und beeinflusst versus Affekte leitend und beeinflussend. Mit dem Eigenschaftswort »affektgetragen« sind beide Pole einzubeziehen.

Affekte, Emotionen und Gefühle werden oft unscharf voneinander unterschieden oder sogar synonym gebraucht. Der Begriff *Affekt*, der in der psychoanalytischen Literatur überwiegt, bezieht sich mehr auf den Ausdruckscharakter und den heftigen Eindruck, der dieses biologisch-psychologische Phänomen auszeichnet. Es wurzelt tief im körperlichen Empfinden und dient vitalen Bedürfnissen – von der interaktionellen Vermittlung bis zur Befriedigung. Der Affektbegriff hat Berührungspunkte mit dem Begriff, den man sich in der Psychoanalyse vom »Trieb« macht. Das Konzept vom Begehren geht weiter, indem es das ersehnte Objekt als einen relevanten »Anderen« (Ermann 2014) mit menschlichem Gesicht und damit den Aspekt der Beziehung in einem umfassenderen Sinn einschließt.

Der Begriff *Emotion*, der die wissenschaftliche Literatur der Psychologie durchzieht, deutet ebenfalls ein körperliches Moment an. Dem ursprünglichen Wortsinn nach (lat. *movere:* »bewegen«) gehen Lokomotion (Bewegung im Raum), Emotion (Gemütsbewegung) und Motivation (zielgerichtetes Wollen) auf denselben Wortstamm zurück. Die neuronalen Korrelate für körperliche Bewegung, affektives Bewegtsein und mentales Bewegungsstreben sind im Gehirn vielfach miteinander vernetzt. Im Sinne des Embodiment bilden sie mit dem ganzen Organismus eine funktionelle Einheit.

Der Ausdruck *Emotion* wird gerne im Zusammenhang mit der Rückkoppelung eines »affektiven« Geschehens und seiner Einbindung in Regelkreise benutzt. Affekte wie Emotionen erfüllen ihre Funktionen grundsätzlich auch ohne Sprache. Sie begleiten die Ontogenese, d. h. die individuelle Entwicklung des Menschen, von klein auf und stellen lebenslang – im Rahmen des limbischen Systems – ein basales Hilfsmittel für Entscheidungen dar. Insofern haben sie originär kognitive und damit zugleich handlungsvorbereitende Funktionen inne.

Der Begriff *Gefühl* verweist auf Bewusstseinsfähigkeit, Denken und Sprache. Denn erst die Versprachlichung von Affekten oder Emotionen macht aus ihnen Gefühle, die nun verbal kommunizierbar werden und auf ein anderes Gedächtnisformat zugreifen. Gefühle benötigen die ontogenetisch später ausreifenden Netzwerke für das deklarative (sprachliche) oder explizite (bewusste) Gedächtnis. Diese Netzwerke stehen mit den Netzwerken für jenes nichtdeklarative (nichtsprachliche) oder implizite (nichtbewusste) Gedächtnis in Verbindung, das für

Affekte und Emotionen zuständig ist. Das wiederholte Übersetzen gehört gleichsam zur Grammatik der KIP.

Der Mensch kommt mit einem präformierten affektiven Set auf die Welt, in dem sich die im Laufe der Phylogenese, d. h. der Stammesgeschichte, angesammelten Erfahrungen niedergeschlagen haben. Die sogenannten *Basisemotionen* (Panksepp 1998) stellen schablonenhafte Reiz-Reaktions-Muster zur Verfügung, die für den Anfang des Lebens und für Notfälle existenziell wichtig sind. Die für sie zuständigen, schon vorgeburtlich funktionierenden Netzwerke sind quasinaturgegeben, aber durch neue Erfahrungen und Lernprozesse umprogrammierbar. So existiert etwa im Bereich des paarig angelegten Mandelkerns (lat. *Amygdala*) ein primär gleichsam fest verdrahtetes Kompartiment neben einem über die Neuroplastizität im Laufe des Lebens zu verändernden Kompartiment.

Die »eingebauten« Alarm- und Reaktionssysteme bieten einen Schutz für den Fall von bestimmten Gefahrensituationen, die seit Menschengedenken eine schnell rekrutierbare physiologische, affektive und motorische Bereitschaft zum Handeln erforderlich machten. LeDoux (2001) bringt als eindrucksvolles Beispiel das plötzliche Gewahrwerden eines geschlängelt aussehenden Objekts, das schon rasche Reaktionen in Gang setzt, bevor es überhaupt als Schlange zu identifizieren ist. »Die Langsamen sind die Toten!« lautet der eingängige Kommentar dazu. Was aber geschieht, wenn es früh im Leben (bei vorgeburtlichem und perinatalem Stress) oder später (durch traumatische Erfahrungen) zu neuroplastischen Veränderungen der Amygdala gekommen ist? Das betroffene Individuum lebt dann in ständiger Alarmbereitschaft. In Umkehrung des Bonmots von LeDoux ließe sich dazu texten: »Die Überschnellen sind die Kranken!« Denn ein dauerhaftes *Hyperarousal* der Amygdala stört die Regulation des limbischen Systems und disponiert zu Fehlbeurteilungen mit pathophysiologischen Folgen, die schließlich zu Symptomen führen können, z. B. im Rahmen einer Angstneurose oder einer arteriellen Hypertonie.

Ein Blick auf das Zusammenspiel der beteiligten Regelkreise des Gehirns macht nachvollziehbar, dass und warum von einer Psychotherapie mit dem Tagtraum hier korrigierende Wirkungen zu erwarten sind (Abb. 8). Der phylogenetisch vorgegebene Weg der Signalverarbeitung führt als »kurze Bahn« direkt und schnell zur Aktivierung der physiologischen und motorischen Reaktionsmuster. Die »lange Bahn« dagegen »schaltet« langsamer, weil das Großhirn hier – in Zusammenarbeit mit präfrontalem Kortex und Hippocampus – die zweite Realitätsprüfung vornimmt. Damit ist eine vernünftige kognitive Einordnung jenes geschlängelt aussehenden Objekts möglich, das vielleicht in Wirklichkeit nichts weiter ist als ein auf dem Boden liegender Spazierstock. Mitunter hat es Vorteile, eine lange Leitung zu haben oder sich auf therapeutischem Wege eine »dicke Haut« zuzulegen.

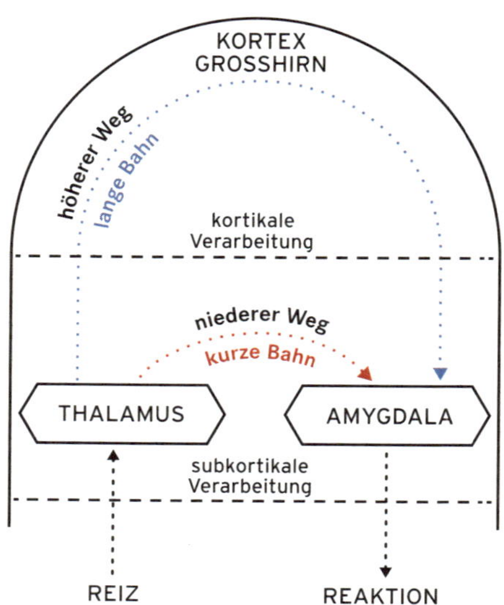

Abb. 8: Zwei unterschiedliche Wege der Verarbeitung von Alarmsignalen im Gehirn (nach LeDoux 2011)

Die KIP vermag zur Befriedung des Hyperarousals von furchtbereiten Menschen beizutragen, indem eine entsprechende Situation imaginativ eingestellt und allmählich entschärft wird. Dies vollzieht sich über die situationsbezogene Episodenaktivierung im Zusammenspiel mit den beiden unterschiedlichen Gedächtnissystemen, also auf einem impliziten Niveau des Erlebens und einem expliziten Niveau der Erkenntnis. Psychoedukative, kognitive und affektorientierte Ansatzpunkte ergänzen einander.

Besondere Möglichkeiten der therapeutischen Arbeit an und mit Affekten eröffnet die KIP bei Störungen im Bereich der *Mentalisierung*[7] von disparaten inneren Zuständen (Salvisberg 2012, S. 40). In der frühen Kindheit und in einer damit zu vergleichenden, »regressiv« genannten innerseelischen Konstellation mangelt es dem Individuum an der Fähigkeit, das Chaos seines inneren Befindens mit dem zugehörigen Affekt und dem passenden sprachlichen Ausdruck zu verbinden. Wenn alles gut geht, dann werden von der Mutter angemessene und annehmbare Hilfen für die »Mentalisierung« der Affekte zur Verfügung gestellt. Nimmt der Säugling sie an, dann kann das Ganze schließlich von ihm internalisiert werden. Voraussetzung ist eine entsprechende Grundstimmung und Atmosphäre zwischen den beiden Dialogpartnern.

Wenn alles gut geht, kann man als Therapeut während der Imagination mit einer impliziten Technik in ähnlicher Weise zur Förderung der Mentalisierungsfähigkeit beitragen, wenn das Problem des Patienten gerade auf diesem Gebiet zu verorten ist. Man mag hier – salopp gesagt – einwenden: Die Zahl an Klienten, die als erwachsen gewordene Säuglinge zu identifizieren sind, sollte sich eigentlich in überschaubaren Grenzen halten. Nun könnte es aber sein, dass die gebräuchlichen behandlungstheoretischen Modelle der unterschiedlichen

7 Der Begriff steht a) für die Fähigkeit, Gefühle bei sich wie bei anderen wahrzunehmen und sie als etwas Psychisches zu begreifen, b) für den Vorgang der Reifung oder Nachreifung dieser Fähigkeit.

Methoden zu unterschiedlichen Einschätzungen disponieren. Dann hätten wir es – salopp weitergedacht – hier mit mehr Säuglingen und dort mit mehr mündigen Bürgern zu tun, mit entsprechenden Rückwirkungen auf das jeweilige Konzept von der passenden therapeutischen Beziehung.

Mit dem affektiven, sinnlichen, körperlichen Erleben in der Imagination und seinem versprachlichten Pendant, dem Gefühl, haben wir gerade ein weiteres Element der katathymen Imagination herausgearbeitet. Damit diese Imagination zur vollen Entfaltung kommt, bedarf es weiterer Elemente, allen voran des Dialogs auf einem tranceartigen Bewusstseinsniveau. Voraussetzung für den gut funktionierenden hypnoiden Dialog ist eine tragfähige therapeutische Beziehung.

3.3 Beziehung, Dialog, Trance

Wesen und Wirkung einer Beziehung lassen sich auf zwei Ebenen beschreiben. Zur tragfähigen Basis der Beziehung kommen spezifische, kontextbezogene Aufgaben oder Ziele hinzu, die ihren funktionalen zweiten Teil ausmachen. Auf der Basis einer guten kollegialen Beziehung kann man z. B. ein konkretes Treffen vereinbaren, einen regelmäßigen Besprechungstermin einrichten oder ein gemeinsames Buchprojekt annehmen. Auf der Basis einer freundschaftlichen Beziehung kann man z. B. eine Radtour planen, einen Garten pachten oder gemeinsam ein Haus erwerben. Spezielle Herausforderungen, die mit Risiken, Gefahren oder Investitionen verbunden sind, brauchen auf jeden Fall eine stabile, belastbare Grundlage der Beziehung.

In diesem Sinne sind für den Behandlungskontext immer wieder Unterschiede zwischen den allgemeinen Grundlagen und den zweckorientierten Teilaspekten einer psychotherapeutischen Beziehung formuliert worden. Die Psychoanalyse ging mit ihren Konzepten oft voran. Diese Form der Behandlung ist vom klassischen Setting her dazu angetan, eine Übertragung von kindlichen Einstellungen auf den Therapeuten in Gang zu bringen, die im Falle von Wahrnehmungsverzerrungen und Widerständen durch Deutungen zu korrigieren sind. Für die spezifischen Interventionen im Umfeld einer Deutung bedarf es einer haltbaren Beziehungsbasis, die im günstigen Fall primär außer Frage steht. Freud ging hier von einer milde idealisierenden, »unanstößigen« Form der Übertragung aus. Wenn es um Erkenntnisse und Einsichten (auch und gerade unangenehme) geht, müssen andere Varianten von Beziehung hinzukommen, u. a. eine, die als »Arbeitsbeziehung« aufzufassen ist. Empathische, verständnisvolle Deutungen und die wiederholte Erfahrung, auch in schwierigen Momenten in guten Händen zu sein, stärken die Basis- wie die Spezialbeziehung. All dies geht in ein Konstrukt ein, das nach Luborsky (1995) »hilfreiche Beziehung« genannt wird. In der modernen Psychoanalyse wird dem intersubjektiven, kokreativen Moment und den impliziten, nichtdeutenden Faktoren des Geschehens besondere Aufmerksamkeit gewidmet.

In den Anfängen der Hypnosebehandlung ging man davon aus, dass der Therapeut einen wirksamen Rapport zu dem mehr oder weniger suggestiblen Individuum aufzubauen hat, wenn er es in Trance versetzen will. Der Fortgang und die Tiefe der Hypnose würden dann durch bestimmte Reaktionen angezeigt bzw. ratifiziert. Heutzutage gilt die Auffassung, dass es sich von Anfang an um eine kooperative Beziehung handelt, die auf das gemeinsame Ziel ausgerichtet ist, über eine förderliche Trance Suchprozesse in Gang zu bringen, die zu Problemlösungen befähigen. Bei der Trance kommt es nicht auf ihre Tiefe an (wenn es je so etwas gäbe), sondern auf das in unterschiedlichen Stufen des Bewusstseins zu mobilisierende kreative Potenzial. Dabei werden möglichst alle Antworten des Trancepartners als sinnvoller Beitrag gewertet und utilisiert, auch Zögern, Widerstreben oder Phänomene, die im Rahmen eines »klassischen« psychoanalytischen Konzepts der Übertragung vielleicht als deutungswürdige Widerstände angesehen würden.

Als Hanscarl Leuner das katathyme Bilderleben (KB) entwickelte, brachte er zwei ihm vertraute Ansätze zusammen:

einen psychoanalytischen und einen hypnotherapeutischen. Daraus entstand ein neuartiges Mixtum compositum, in dem sich Aspekte aus beiden Quelldisziplinen ausmachen lassen. Im Zentrum der Methode steht die katathyme Imagination in Form des begleiteten Tagtraums, der nur im Rahmen einer hierfür günstigen Beziehungskonstellation zur vollen Entfaltung kommen kann. Statt ihre Ingredienzen jetzt in Definitionen einzuzwängen, möchte ich an dieser Stelle lieber zu einer Suche nach eigenen Konzeptmetaphern anregen. Hierfür benötigen wir zunächst einmal genaueres Wissen über den Ablauf eines begleiteten Tagtraums.

Aus Abschnitt 1.5 geht hervor, dass der Therapeut seinen Patienten in einen hypnoiden Zustand hineinbegleitet, der durch Entspannungssuggestionen und durch das Imaginieren als solches erreicht werden kann. Den eigentlichen Tagtraum leitet der Therapeut dann durch den Vorschlag eines Motivs ein, das durch seine bildhaften, affektiven und symbolischen Qualitäten wie eine Art Initialzündung für die folgende virtuelle Szenerie wirkt. Der Klient wird jetzt allmählich zu einem Tagträumer, der sich mit dem Therapeuten über sein Erleben austauscht, mit allen möglichen Facetten des Denkens, Fühlens und Wollens. Spontan oder dazu angeregt kann und soll es aber auch immer wieder geschehen, dass der Tagträumer zum Akteur oder Protagonisten auf der imaginativen Bühne wird. Mal ist er Regisseur, mal Mitspieler, mal Zuschauer, und das alles in einer Person. Der Therapeut ist an der Regie beteiligt. Er bleibt ein zuverlässiger Dialogpartner und Garant dafür, dass dieses Symboldrama bis zum Ende in professioneller, therapeutisch sinnvoller Weise abläuft.

Jetzt könnte ein guter Zeitpunkt dafür erreicht sein, eine Weile über die Art der Beziehung zwischen Klient und Therapeut oder Therapeut und Tagträumer nachzusinnen. Abbildung 9 zeigt zwei Kreise, die einige der vorerwähnten Begriffe enthalten. Ein etwas verträumter Blick darauf mag den Hintergrund abgeben für mögliche Metaphern zum Konzept der therapeutischen Beziehung. Man kann die Kreise dann auch

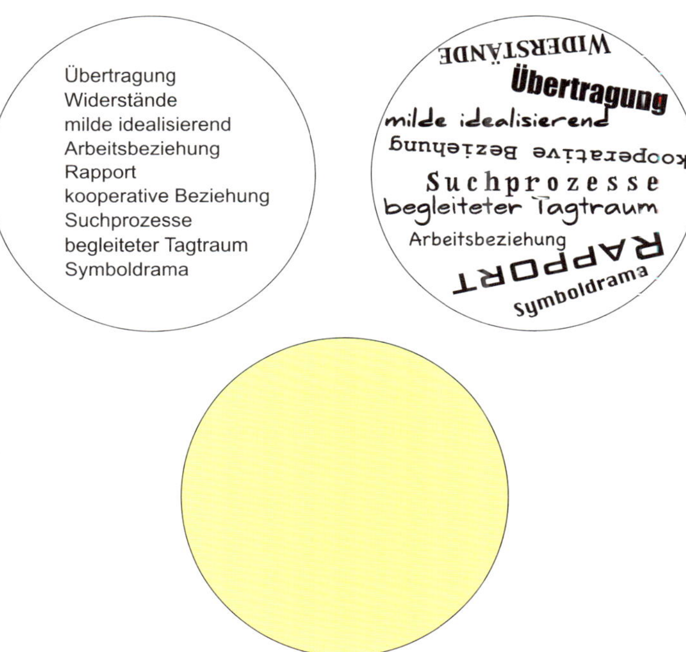

Abb. 9: Einige Begriffe zum Konzept der therapeutischen Beziehung + Raum für Konzeptmetaphern zur Art der therapeutischen Beziehung in der KIP

einmal getrost zudecken und Kreise Kreise sein lassen und irgendwann die Augen schließen. Nehmen Sie sich ruhig ein paar Minuten Zeit für Ihre inneren Bilder …

Für das, was sich zwischen den zwei am Tagtraumgeschehen Teilnehmenden ereignet, reicht eine einzige Konzeptmetapher sicherlich nicht aus. Leuner selbst verwendete für das katathyme Bilderleben gerne das Bild eines Tauchgangs ins Unbewusste (»Tauchermetapher«). Manche mögen an eine Expeditionsreise oder eine Schatzsuche denken. Kommt der Klient später mit einem zum Tagtraum gemalten Bild, mag das

Anfertigen eines Werkstücks oder das nachträgliche Betrachten eines Kunstwerks als geeignete Metapher erscheinen. Die eine und einzige Metapher für die schulmäßig richtig gestaltete Beziehung im Tagtraum und darüber hinaus gibt es nicht! Wir müssen die Beziehung immer wieder aufs Neue formulieren und uns dabei an dem je einzigartigen Gegenüber und der je einmaligen klinischen Situation orientieren. Wie wäre es mit »Spiel« oder »Tanz«? Als abstrakter gemeinsamer Nenner für ein weit gespanntes Konzept bietet sich der Begriff *»kooperative Beziehung«* an.

Ein roter Faden, der sich durch die gesamte Psychotherapie mit dem Tagtraum zieht, ist der Dialog zwischen den Beziehungspartnern. Die Art und Weise der Dialogführung variiert innerhalb der aktuellen Tagtraumübung und in den nachfolgenden Gesprächsphasen – je nach der Ausprägung von Trancezuständen und je nach dem anzunehmenden Grad an »Regression« (was immer damit gemeint sei – dazu später!). Vor dem Hintergrund des heutigen Begriffs, den man sich von der Trance macht, wird man sie in allen Etappen des Therapieverlaufs auffinden können, auch in »ganz normalen« Gesprächsphasen (wenn es die je gäbe). Das hypnotherapeutische Konzept der Trancesprache oder »Milton-Sprache« (Revenstorf u. Freund 2009) erinnert in einigen Punkten an die von Freud beschriebenen Phänomene der Traumsprache und des Primärprozesses (Freud 1900). In der Sprache des Tagtraumtherapeuten und des Tagträumers finden wir von all dem etwas wieder (Ullmann 2005). Das Symboldrama zeichnet sich durch eine bildhafte, affektgetragene, primärprozessnahe und symbolträchtige Sprache aus.

Zu den bisher genannten drei Klassen von Elementen kommt mit der spezifischen Auffassung und Handhabung von symbolischen Phänomenen nun ein weiteres Merkmal hinzu, das die KIP von anderen Methoden unterscheidet. Die im Symbol verdichteten Geschichtsstränge, Wirklichkeitskonstruktionen und Handlungsentwürfe führen auf der vorgestellten Bildebene zu einem subtilen szenischen Geschehen. Hierfür passt die ursprüngliche Bezeichnung »Symboldrama«[8], an der eigentlich nur auszusetzen war, dass sie nicht nur für die Imaginationsarbeit als solche, sondern auch für die ganze Psychotherapiemethode Verwendung fand und dadurch zu begrifflichen Unschärfen führte. Der schließlich per Konvention eingeführte offizielle Begriff »Katathym Imaginative Psychotherapie« (KIP) macht dagegen deutlich, dass die spezifische Imagination, von der in diesem Kapitel die Rede ist, nur einen zeitlich begrenzten Teil des therapeutischen Prozesses ausmacht. Doch dieser Teil hat es in sich, wenn es um Symbole, Metaphern und Narrative geht.

3.4 Symbole, Metaphern und Geschichten

In der philosophischen wie in der psychotherapeutischen Literatur gibt es viele divergierende Ansichten zum Symbolbegriff. Eine weit gefasste Definition geht auf den Philosophen Ernst Cassirer (1973–1975) zurück. Er sieht im Symbol ein Zeichen, dem der Geist Bedeutung zuspricht. »Geist« ist für Cassirer das menschliche Vermögen, Bedeutungen zu schaffen und Zeichen in Symbole zu verwandeln. Nach dieser Definition ginge die Bedeutung des Symbols also auf einen geistigen Akt der Konstruktion zurück!

Die ersten Pioniere der Psychoanalyse und der analytischen Psychologie setzten divergierende Akzente (Ullmann 2008). Sigmund Freud vertrat einen kausal-reduktiven Ansatz der Symboldeutung, dem zufolge das durch einen intrapsychischen Verdrängungsvorgang zustande gekommene Symbol auf seinen Ursprung im persönlichen Erleben zurückgeführt und schließlich entschlüsselt werden soll. Wird hier die tiefere Wahrheit gefunden, oder wird nicht vielmehr eine plausible Wahrheitskonstruktion erfunden?

---

8 Jeder Begriff hat seinen eigenen metaphorischen Lichtkegel. Der eine beleuchtet, was der andere nicht erkennen lässt – einer der Gründe, dem Prinzip der Metaphernvielfalt folgend, verschiedene Begriffe gelten zu lassen.

C. G. Jung dagegen sah im Symbol eine sinntragende Erscheinungsform des Unbewussten, die über sich selbst hinausweist. Das Symbol kann und darf hier nicht auf intrapsychische Abwehrprozesse hin gedeutet werden, sondern entfaltet seine immanenten Bedeutungen auf dem Wege der Amplifikation, d. h. der Anreicherung des Bedeutungsgehalts durch den Therapeuten. Ist das nicht auch eine Form der Wahrheitskonstruktion? Wenn man die Technik der Amplifikation durch den Aspekt der Zusammenarbeit mit dem Klienten erweitert, wäre womöglich eine gewisse Verwandtschaft mit dem Umgang mit Metaphern in der Hypnotherapie und in der KIP zu entdecken.

Gemeinsamkeiten und Unterschiede sind bei symbolbezogenen Ansätzen der Psychotherapie hinsichtlich des jeweiligen Begriffs festzustellen, den man sich vom sogenannten Unbewussten »macht«. In ihrer Eigenschaft als psychodynamische Therapie hantiert die KIP mit dem Konzept eines dynamischen Unbewussten, das sich zwischen konflikthaften inneren Strebungen und Instanzen aufspannt. Bezieht man Aspekte aus der Teilearbeit ein, wie sie sich u. a. in der Traumatherapie bewährt hat, dann ist das dynamische Moment um konfligierende oder kooperierende Persönlichkeitsanteile zu erweitern, die z. B. als inneres Team oder als Helfer in Erscheinung treten können.

In der Praxis der KIP wird – in der gedanklichen Nähe zur analytischen Psychologie – immer wieder auch mit dem Konzept eines Unbewussten gearbeitet, das Schätze an Wissen und Ideenreichtum in sich birgt. Bei Jung kommt die Weisheit des kollektiven oder individuellen Unbewussten durch das Symbol zum Ausdruck. In der Hypnotherapie nach Milton Erickson trägt das Unbewusste insofern anthropomorphe Züge, als man es in Trance – als ein therapeutisches »Tertium« (Peter 2006) – direkt befragen und für das Ansteuern der therapeutischen Ziele gewinnen kann. In der KIP geschieht solches auf indirektem Weg, und zwar auf der symbolischen Ebene des Tagtraums, z. B. durch die Vorgabe des Motivs »ein alter Weiser« oder »Blick in eine Kristallkugel«.

Zwischen dem universell gegebenen formalen *Symbolbildungsvermögen* und der individuell erworbenen Symbolisierungsfähigkeit wird in der KIP ein klinisch relevanter Unterschied gemacht, der bei der Indikationsstellung und der Therapieplanung zu berücksichtigen ist. Die Bildung von Symbolen ist nach Cassirer ein fundamentaler Akt des menschlichen Geistes, der nach bestimmten, gleichsam grammatisch formalen Regeln der Symbolbildung abläuft. Die von der Psychoanalyse und der Tiefenpsychologie angenommenen Prozesse der Bildung von Symbolen funktionieren zwar ebenfalls nach formal zu beschreibenden Gesichtspunkten, sind aber von dem individuellen »Schicksal« der Abwehr- und Bewältigungsmechanismen der jeweiligen Person abhängig. Sie sind in der KIP oft recht augenfällig auf der Bildfläche nachzuvollziehen.

Im Unterschied zu dem nach formalen Prinzipien zu beschreibenden Symbolisierungsvermögen ist die individuelle *Symbolisierungsfähigkeit* dem einzelnen Menschen nicht von Anfang an gegeben. Sie wird nach psychodynamischer Auffassung vielmehr in der Frühphase des Lebens – wenn alles gut genug geht – erworben oder aber gestört. Wie bei der Mentalisierung der Affekte kommt es auch hier auf die Qualitäten der frühen Mutter-Kind-Beziehung an. Menschen mit dem Handicap einer mangelhaften Symbolisierungsfähigkeit haben große Schwierigkeiten, vom Angebot einer Arbeit auf der Symbolebene des Tagtraums Gebrauch zu machen oder sich anfänglich überhaupt hinreichend auf eine therapeutische Beziehung einzulassen. In diagnostischer Hinsicht handelt es sich hier um sogenannte ich-strukturelle Störungen, wie wir sie bei Borderline-Patienten oder bei manchen Fällen von psychosomatischen Erkrankungen antreffen können. Solche Menschen brauchen eine störungsspezifisch aufgebaute KIP, die geeignet ist, zu einer Nachreifung der Symbolisierungsfähigkeit beizutragen. In der Arbeit mit dem Tagtraum setzt man dann in ähnlicher Weise auf ein implizites Vorgehen wie bei Störungen in der Mentalisierung von Affekten. A und O ist das Herstellen und Aufrechterhalten von Vertrauen in die therapeutische Beziehung.

Die individuelle Fähigkeit zur Bildung und zum Gebrauch von Symbolen geht mit der substanziell notwendigen Reifung von kognitiven und neuronalen Strukturen einher, die unsere mnestischen Systeme um das Gedächtnis für Episoden und Sachverhalte erweitern (Markowitsch u. Welzer 2005). All dies wird im Gehirn vielfach verankert und abrufbar gehalten. Der Bedeutungsreichtum von Symbolen und Metaphern hat in der *Multicodierung* eine neuronale Parallele. Wörter bzw. Worte, körperliche Wahrnehmungen, affektive Stimmungen und Sinnesreize sind gleichermaßen dazu angetan, eine bestimmte Szene in Erinnerung zu rufen. Ein bekanntes literarisches Beispiel hierfür ist die Wirkung des Geschmacks einer »Madeleine«, jenes Gebäckstücks, das Marcel Proust in seinem Roman *Auf der Suche nach der verlorenen Zeit* augenblicklich in seine Jugend zurückversetzte. Wörter bzw. Worte, wie wir sie in der Psychotherapie verwenden, sind in der Lage, so etwas auch über die bloße Vorstellung hervorzurufen. Die KIP macht von der menschlichen Fähigkeit zur »Zeitreise« im Rahmen der sinnlich-affektiven multimodalen Episodenaktivierung ständig Gebrauch (Ullmann 2012b, S. 88).

Aus dem Gedächtnis heraus aktivierte Episoden werden während des Symboldramas gleichsam in einem anderen Kontext aufgeführt und dadurch aufs Neue bearbeitbar. Hinzu kommen neue Erfahrungen im Hier und Jetzt, die ihrerseits symbolisch wie neuronal vernetzt werden. Das Ergebnis ist eine neue »Geschichte«. Betrachtet man die Psychotherapie mit dem Tagtraum aus literarischer Perspektive, dann lässt sie sich als eine Art von Fortsetzungsroman darstellen, der sich in einer größeren Rahmenhandlung abspielt. Die einzelnen Folgen der Serie wären die thematisch miteinander verbundenen Tagträume, die zusammen mit den zwischenzeitlich stattfindenden Gesprächen schließlich eine ganze KIP ergeben. Diese Rahmenhandlung ist ihrerseits eingebunden in andere, miteinander verschachtelte Geschichten, beginnend mit der

Lebensgeschichte, wie sie sich in der biografischen Anamnese darstellt. Es kommt nicht zuletzt auf die Perspektiven des Fragenden an, was daraus wird: Geschichten von Krankheiten und Leiden oder solche, die von Kompetenzen und Freuden erzählen (vgl. Abschn. 2.5, Abb. 5).

In der Kerngeschichte der KIP, die sich aus einzelnen Tagträumen zusammensetzt, wird es in ähnlicher Weise auf die Wahl der Perspektive wie auch auf das Akzentuieren von zieldienlichen Ausnahmegeschichten ankommen. Für diese Denk- und Handlungsansätze standen hypnosytemische Techniken und Konzepte Pate, wie etwa das Reframing oder die Dialektik von dominanten Erzählungen und einmaligen Ereignisfolgen (White u. Epston 1998). In der Hypnotherapie nach Milton Erickson spielt der Umgang mit Metaphern eine große Rolle. Der Gebrauch von »metaphors« und das Erzählen von klientenbezogenen, problem- und lösungsrelevanten Geschichten im Storytelling gehen hier auf kunstreiche Weise Hand in Hand (Rosen 1982; Lankton a. Lankton 1983; Trenkle 1985).

In der Psychotherapie mit dem Tagtraum werden die alten wie die neuen Versionen der Geschichten zunächst einmal vorrangig vom Klienten gestaltet, und zwar aus seiner eigenen redaktionellen Warte heraus, wenn er über Episoden aus seiner Biografie berichtet oder sich durch seine Tagtraumszenerien bewegt. Dem Therapeuten obliegt es dann, ihm alternative Sichtweisen zu erschließen und alternative Erfahrungen zu ermöglichen, nicht zuletzt aus der katathymen Imagination heraus.

Was im begleiteten Tagtraum symbolische Gestalt angenommen hat, wird zur Metapher, sobald wir darüber zu sprechen beginnen. Denn das Medium der Metapher ist das Wort. Insofern ist vieles von dem, was Leuner (2012) in seinem klassischen Lehrbuch als Arbeit mit und an Symbolen auffasst, eigentlich eine Therapie mit Metaphern (Ullmann 2001). Sie haben mit Symbolen die vielfältigen Bedeutungsmöglichkeiten gemeinsam. Darüber hinaus eröffnen sie neue Perspektiven und Handlungsansätze.

Was im Tagtraum als Symbol generiert wird, nimmt im weiteren Verlauf der KIP metaphorische Qualitäten an und mutiert nicht selten zu einer »interaktiven Metapher«, in der sich zentrale Themen der Therapie verdichten. Durchgängig oder aktuell wichtige Themen finden regelhaft ihre Berücksichtigung bei der Auswahl oder der individuellen, situationsbezogenen Gestaltung der Motive, die den jeweils nächsten Tagtraum einleiten. Die KIP wird so zu einem metaphorisch-narrativen Prozess, der sich spiralförmig zwischen Symbol und Drama wie zwischen Narrationen und alternativen Narrativen voranbewegt, also zwischen den Erzählungen und ihren neuen, sinnstiftenden Variationen (Abb. 10).

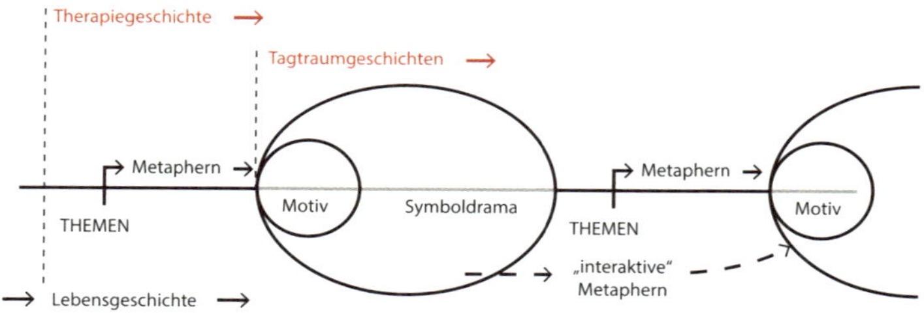

Abb. 10: Vom Symboldrama zum metaphorisch-narrativen Prozess

Mit den zuletzt genannten Elementen »Metapher« und »Narrativ« eröffnen sich neue Möglichkeiten für die persönliche Geschichtsschreibung, die über den einzelnen Tagtraum hinausgeht. Was mit der prozessualen Aktivierung von Episoden begann, die im Tagtraum neu durchgespielt und durch andersgeartete Episoden überformt wurden, geht mit fortschreitender Therapie nun in neue Inhalte des episodischen und des biografischen Gedächtnisses ein. Die KIP-typische Abfolge von Komponenten bringt doppelten Nutzen. Lernpsychologisch betrachtet, wirken Wiederholungen und Redundanzen nach. Aus dem Blickwinkel der Gedächtnisforschung und der Neurowissenschaften geht es um das multicodierte Verankern und die neuroplastische Konsolidierung von Gedächtnisinhalten.

3.5 Die katathyme Imagination als integriertes Ganzes

Das Ganze ist mehr als die Summe seiner Teile. Dies gilt für die katathyme Imagination mit ihren einzelnen Elementen wie für die KIP mit ihren regelhaft aufeinanderfolgenden Komponenten. Die zentrale Schaltstelle der vorgenannten Komponenten ist der begleitete Tagtraum, ihr zentrales Wirkelement ist die *katathyme Imagination*. Der aufmerksame Leser wird bereits bemerkt haben, dass bei der Darstellung der Methode ein kategorialer Unterschied zwischen Elementen und Komponenten gemacht wird, obgleich beides zusammenwirkt (Abb. 11). Als *Komponenten* gelten die einzelnen im Behandlungsverlauf zur Anwendung kommenden größeren technischen Bausteine, aus

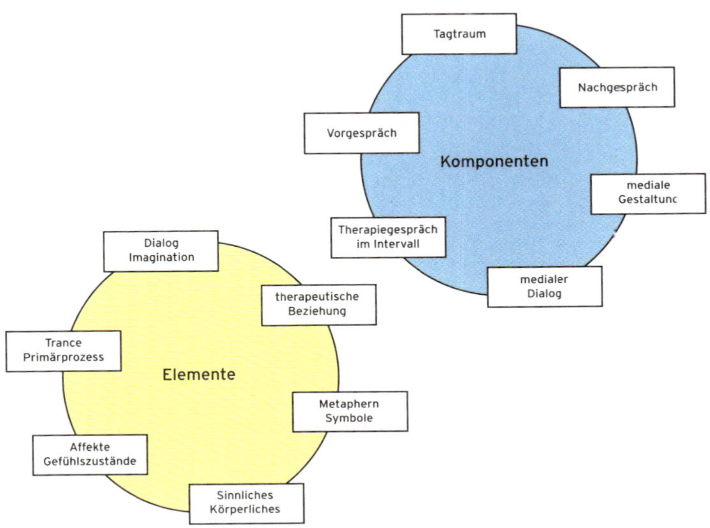

Abb. 11: Wie Elemente und Komponenten in der KIP zusammenwirken

denen sich die Methode in der klinischen Praxis zusammenfügt: vom aktuellen Tagtraum über seine Nachschwingphase bis zum Malen eines Bildes und schließlich über verschiedene Gespräche bis zum nächsten Tagtraum (Abschn. 2.3). *Elemente* dagegen enthalten jene Wirkfaktoren, die dem aktuellen Tagtraum seine unverwechselbare Gestalt verleihen. Wir haben sie in diesem Kapitel Schritt für Schritt erarbeitet, nach Klassen geordnet, die sich um die Imagination, die Affekte, den Dialog und das Symbol gruppieren. Das schrittweise Erläutern der einzelnen Elemente war eine Sache der Didaktik. Die katathyme Imagination dagegen hat emergente Qualitäten, die sie – eingebunden in ein kokreatives intersubjektives Wechselspiel – zu einem integrierten, übergeordneten Ganzen machen.

4 Zur Behandlungstheorie und ihrem begrifflichen Rahmen

4.1 Theorien und ihre Grenzen

In der Praxis des Alltags greifen wir ständig implizit oder explizit auf *Theorien* zurück, mit denen wir uns ein Bild von der Welt machen und eine innere Landkarte entwerfen. Das Wort »Theorie« geht sprachlich auf die Anschauung zurück (griech. *theorein:* »schauen«), hat also sowohl mit Bildhaftigkeit als auch mit Perspektive zu tun. Auch für die Praxis der Psychotherapie haben sich Theorien bewährt, sei es in Form von Modellen oder Metaphern. Ein Modell taugt nur so weit und so lange, als es relevante Aspekte der Wirklichkeit brauchbar darstellt. Eine Metapher kann für den Entwurf von Konzepten über die Wirklichkeit »Sinn machen« und neue Optionen erschließen, nur darf man ihren Geltungsbereich nicht auf Dauer festlegen oder gar absolut setzen.

Auch und gerade Sigmund Freud ging als Begründer der Psychoanalyse von der Vorläufigkeit seiner Annahmen aus (Leary 1990). Er billigte ihnen nicht zu, jemals die ganze Komplexität des Seelenlebens zu erfassen (Carveth 1993). Für Epigonen und Systematiker ein Sisyphos-Problem. Denn wenn klinische Erfahrungen für Freud andere Hypothesen nahelegten (oder andere Theorien andere Erfahrungen anbahnten), dann machte der alte Meister eben einen Schritt nach vorn oder zur Seite. Auf diese Weise kam es – zum Glück – nie zu einem in sich geschlossenen Theoriegebäude, auch wenn Fans wie Kritiker das immer wieder gerne so sehen möchten. Freud selbst formulierte in der 16. seiner Vorlesungen (Freud 1917, S. 250): »Ich will keine Überzeugungen wecken, sondern Vorurteile erschüttern und Anregungen geben.« Die sogenannte Metapsychologie ist keineswegs identisch mit dem vollständigen Plan eines

Theoriegebäudes. Freud und spätere Autoren hantierten in der Theorie der Praxis lediglich mit verschiedenen »Gesichtspunkten« (Laplanche u. Pontalis 1972). Es ging also letztlich um einzelne Aspekte in der Betrachtung und Konstruktion seelischer Wirklichkeiten.

Wir blicken heute auf eine mehr als 100-jährige Geschichte der Psychotherapie zurück, in der sich unterschiedliche Richtungen von Schulen und Ideologien gebildet haben. Zwischen den »Schulen« wie innerhalb derselben gab es Fehden und günstigenfalls wissenschaftlich begründete Auseinandersetzungen. Es gab auch revolutionäre Umwälzungen und »Wenden«, z. B. die kognitive Wende in der Verhaltenstherapie. Solche Revolutionen wird es »notwendigerweise« weiterhin geben. Denn jedes etablierte System bedarf der Konflikte und Krisen, um sich weiterzuentwickeln und ebendadurch ein Mindestmaß an Kontingenz oder Identität zu bewahren.

Um »überleben« zu können, sind sich selbst organisierende biologische und soziale *Systeme* sowohl auf den Erhalt ihrer Homöostase als auch auf den Austausch mit ihren Umwelten angewiesen (Simon 2006). Die Regeln und Muster des einzelnen Systems garantieren das Funktionieren der Homöostase, bis neue Gegebenheiten alternative Einstellungen erforderlich machen. Es läge nahe, die Systemtheorie auch auf die Ökotope der verschiedenen Psychotherapieformen anzuwenden, wenn man deren Geschichte betrachtet und daraus Lehren für die Zukunft ableiten möchte.

4.2 Ein Plädoyer für das Jonglieren mit mehreren Bällen

Psychoanalytisch verstehen – systemisch denken – suggestiv intervenieren – so lautet der Titel eines integrativ ausgerichteten Buches aus der Werkstatt von Peter Fürstenau (2001). Der Titel ist Programm. Aus der Reihenfolge der drei Theoriekomplexe lässt sich implizit auf Prioritäten schließen, wobei der eine auf dem anderen aufbaut. Die Geschichte dahinter lebt: Es »macht« einen Unterschied, ob man sich primär im psychoanalytischen Denken und Handeln übt und dann »dazulernt« oder ob man vom anderen Ende her als Hypnotherapeut begonnen hat.

Nehmen wir das Beispiel des Jonglierens mit drei farbigen, unterschiedlich benannten Bällen (Abb. 12). Sie liegen in der Reihenfolge der Farben Blau (»Psychoanalyse«), Gelb (»Systemtheorie«) und Rot (»Hypnotherapie«) auf dem Rasen. Der Zufall wolle es (z. B. durch Begegnung mit einem charismatischen Meister), dass ich zuerst den roten (hypnotherapeutischen) Ball ergriffe und damit mehr oder weniger gute Erfahrungen machte, wie es weiland den Pionieren Freud oder Leuner erging. Freud fuhr damit weniger gut. So entwarf er das Konzept der artifiziellen Übertragungsneurose und sah im Hintergrund das Wirken von Wiederholungszwang und Widerstand (Freud 1914). Von nun an trainierte er ausschließlich mit dem blauen (psychoanalytischen) Ball. Leuner kam ebenfalls von der Hypnose her und machte mit ihr viele gute Erfahrungen. Er experimentierte mit affektgeleiteten Imaginationen, die sich zu symbolhaltigen Szenen entfalteten. Erstaunt stellte er fest, dass diese Form von Trance mit einer kooperativen Form von Beziehung einhergehen kann und nicht zwangsläufig hartnäckige Verzerrungen der Übertragung oder Widerstände hervorrufen muss (Leuner 2012). Als Modell zur Ordnung der Phänomene nahm er die damals naheliegende Metapsychologie der Psychoanalyse und trainierte nun simultan mit

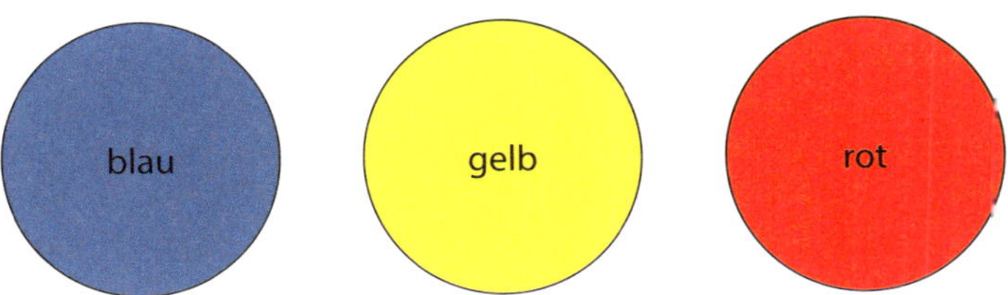

Abb. 12: Drei Bälle fürs Jonglieren mit der Theorie der Praxis. Welcher zuerst? »Psychoanalyse« = blau – »Systemtheorie« = gelb – »Hypnotherapie« = rot

dem roten und dem blauen Ball. Nach vielen Jahren entdeckte er für sich schließlich noch den gelben (systemischen) Ball und beschäftigte sich aufs Neue mit der Hypnose – auch in Form der alternativen Ansätze nach Milton Erickson (Leuner u. Schroeter 1997).

Sollten die jeweils beobachteten Phänomene, die wir in der Psychotherapie erzeugen, etwa von der jeweiligen Lerngeschichte abhängig sein und von den theoretischen Annahmen, mit denen der betreffende Therapeut zu Werke geht? So liest es sich bei Fürstenau, wenn er nach dem blauen (psychoanalytischen) mit dem gelben (systemischen) Ball zu hantieren beginnt und eine konstruktivistische Perspektive einnimmt. »Übertragung« ist dann nichts weiter als ein eingeschliffener Modus der Konstruktion von Wirklichkeit, der Adaption und der Interaktion (Fürstenau 2001).

Wenn sich nun umgekehrt ein Hypnotherapeut, der das Jonglieren mit seinem roten Ball »draufhat«, mit dem gelben Ball zu schaffen macht, dann wird er bald als hypnosystemischer Therapeut über mehr Theorien zur Praxis verfügen. Mit mehr als einer Flugbahn gewinnt der durchmessene Raum an Dimensionen und Fluchtpunkten. Von neuen Gesichtspunkten aus lässt sich ein größerer Bereich überblicken, mit dezidierten Vorstellungen von der Konstruktion individueller wie sozialer Wirklichkeiten und Vorgehensweisen, die primär auf Ressourcen, Kompetenzen oder positive Zielvisionen setzen.

Angesichts der näher rückenden Utopie einer allgemeinen Psychotherapie, die verschiedene Sicht- und Handlungsweisen zu integrieren vermag, lohnt sich das Wagnis, mit mehreren Bällen der Behandlungstheorie zu üben. Beim Jonglieren wird man physikalische Gesetze der Ballistik einkalkulieren müssen. Das gilt für alle Bälle. In der Psychotherapie wird man darauf zu achten haben, ob die jeweilige Theorie der Praxis kompatibel mit den neueren Erkenntnissen aus den Kognitions- und Neurowissenschaften ist. Das gilt für alle Fälle. Welches auch immer der erste und favorisierte der Bälle sei.

4.3 Kernkompetenzen in einer integrativen Therapie

Für die Zwecke einer schulübergreifenden, flexiblen Psychotherapie bedarf es einer gemeinsamen Plattform des Diskurses und des »Lernens von vielen Meistern« (Orlinsky 1994). Die in die Jahre gekommene, immer wieder ergänzte Metapsychologie der Psychoanalyse hat sich für bestimmte Betrachtungs- und Vorgehensweisen bzw. Wirklichkeitskonstruktionen als brauchbares Instrument erwiesen. Nur eben keineswegs für alle Fälle. Mit seinem psychoanalytisch-systemischen Ansatz hat Fürstenau (2001) ein integratives Konzept vorgeschlagen, das Potenzen psychodynamischer und hypnotherapeutischer Ansätze im Sinne von Synergie zusammenbringt. Eine »hilfreiche Beziehung« ist kein Selbstläufer, sie wirkt auch nicht ohne entsprechende methodisch-technische Kompetenzen. Fürstenau entwirft das Ideal eines Experten, der mit unterschiedlichen *Kernkompetenzen* ausgestattet ist. Die Rolle des Therapeuten in einer lösungsorientierten »psychoanalytisch-systemischen Therapie« wird nach Fürstenaus Konzept von drei Aufgaben bestimmt.

Die *erste* Aufgabe, die in einer psychoanalytischen Kernkompetenz gründet, besteht darin, dem Patienten als verstehender, potenziell hilfreich erscheinender Partner zu begegnen, Verständnis für all seine affektiven Äußerungen einschließlich der Reaktionen auf den Therapeuten aufzubringen und sich mit der gegenwärtig von ihm erlebten Befindlichkeit zu solidarisieren. Die *zweite* Aufgabe zielt auf das Herausarbeiten von symptom- und problemrelevanten Beziehungsmustern. Sie nutzt die Analyse der Übertragung in einer Form, die zur Distanzierung von ihrer bisherigen Ausprägung einlädt, begleitet vom Verständnis für ihre adaptive Funktion zur Zeit ihrer Entstehung. Hierin liegt eine Kernkompetenz des psychoanalytisch-systemischen Ansatzes. Die *dritte* Aufgabe ist das Hinlenken des Patienten auf die ihm eigene Lösung seiner Probleme, eingeleitet durch sinnlich konkret entwickelte plastische, auf zu erreichende Ziele gerichtete Fantasien. Diese Fantasien können unbewusst eine ähnlich motivierende und steuernde Wirkung entfalten wie die bisherigen erfahrungsbedingten Einstellungen. Hier wird offenbar mit hypnosystemischen Kernkompetenzen zu Werke gegangen.

Für das therapeutische Vorgehen empfiehlt Fürstenau eine bestimmte strategische Reihenfolge. Die Distanzierung von den bisherigen problemschaffenden Überzeugungen (im Sinne der Übertragungsanalyse) macht gleichsam den Kopf frei für neue Lösungen. An die Stelle der primären Konzentration auf das Durcharbeiten der Übertragung tritt damit die Mobilisierung der je eigenen Lösungsressourcen des Patienten. Mit welchem Ball sollte man denn nun zuerst üben?

Wenn die dritte der skizzierten Aufgaben zur ersten wird, indem der Patient durch sinnlich konkret entwickelte *plastische Zielfantasien* auf die ihm eigenen Lösungspotenzen hingelenkt wird, dann kommt das dem in der KIP bewanderten Therapeuten erfreulich bekannt vor (vgl. Beispiel 5-A). Fürstenau hat sich mit dieser Methode auseinandergesetzt und empfahl der KIP aus seiner Warte heraus eine systemisch orientierte Revision ihrer Praxeologie. Verschiedene Autoren, die gut und gerne mit mehreren Bällen jonglieren, haben diesbezügliche Kombinations- und Integrationsmöglichkeiten aufgezeigt (Leuner 1994; Kottje-Birnbacher 1998; Ullmann 2009a). Mit dem vorliegenden Buch wird daran angeknüpft.

4.4 Zum metatheoretischen Spektrum der Psychotherapie mit dem Tagtraum

Dem gegenwärtigen therapeutischen Mainstream entsprechend, wird die Katathym Imaginative Psychotherapie (KIP) als eine Sonderform der psychodynamischen Psychotherapie betrachtet. Dies entspricht auch dem durch die deutschen Psychotherapierichtlinien vorgegebenen Stellenwert des katathymen Bilderlebens, d. h. des Einsatzes spezifischer Imaginationen im Rahmen eines tiefenpsychologischen Prozesses (Rüger et al. 2014).

Die psychodynamische Psychotherapie entstand aus der Notwendigkeit heraus, sich auf eine wachsende Anzahl von Patienten und auf neue klinische Gegebenheiten einzustellen. Dementsprechend musste auch eine hierzu taugliche Theorie der Praxis entwickelt werden. In der »Abwehr« lernte man, die Adaptationsbemühungen des Ich zu würdigen. Heute spricht man lieber von »Bewältigungsstrategien«. Ein revidiertes Konzept der therapeutischen Arbeit an und mit (!) der Übertragung ging mit alternativen Vorstellungen von der Regression und der Zwangsläufigkeit von Widerstand einher. Die KIP profitierte von all diesen Revisionen, erweiterte die Möglichkeiten des psychodynamischen Ansatzes und öffnete sich für andere Ansätze (Ullmann u. Wilke 2012).

Im Hinblick auf die in der KIP zum Tragen kommenden Trancephänomene war es naheliegend, auf hypnotherapeutische Wirkmomente zu achten und sie klinisch zu nutzen (Ullmann 2009a). In der gängigen Praxis der KIP dürften sich darüber hinaus noch weitere Wirkmomente und Techniken ausmachen lassen, die andernorts in ähnlicher Weise gehandhabt werden, z. B. in der kognitiv-behavioralen Therapie oder im Psychodrama. Die KIP hat grundsätzlich das Zeug zu einer eigenständigen integrativen Methode auf psychodynamischer Basis, zentriert um ihre basalen Elemente wie Imagination und Symbol, zugleich auch kontextbezogen und systemisch orientiert. Aus den psychodynamisch relevanten Konzepten seien an dieser Stelle drei ausgewählt, die für das Verständnis der Strategien, Skills und Tools – auch unter hypnosystemischen Gesichtspunkten – von besonderem Belang sind: das Unbewusste, die Regression, das Agieren.

4.5 *Zentrale Begriffe im Kaleidoskop unterschiedlicher Sichtweisen*

4.5.1 Das Unbewusste

Das *Unbewusste* ist nichts weiter als ein hilfreiches Konstrukt. Keiner hat es je wirklich und wahrhaftig zu Gesicht bekommen. Und keiner wird je genau bestimmen können, was das »Wesen« »des« »Unbewussten« ist. Aus der Warte der Neurowissenschaften betrachtet, wird man am ehesten von nichtbewussten Prozessen ausgehen und einen formal deskriptiven Begriff vorziehen. Von einer tiefenpsychologischen Position ausgehend, wird man dagegen ein psychodynamisch konstruiertes Unbewusstes konstatieren und auf die Bewältigungsoperationen des Ich im Umfeld von Verdrängung und Spaltung abheben. Es sei denn, man wäre ein Psychoanalytiker aus der Schule von C. G. Jung. Dann kann man im Unbewussten einen Hort der Weisheit entdecken, den es zu nutzen gilt. Das Konstrukt »Unbewusstes« der analytischen Psychologie ist dem gleichnamigen Konstrukt der Hypnotherapie nach Milton Erickson in gewisser Weise verwandt, vor allem dann, wenn es personale Züge annimmt und Optionen bereithält. »Trust your unconscious!«

Die KIP macht von neurobiologischen Erkenntnissen wie von Modellvorstellungen der genannten Psychotherapieschulen Gebrauch. In ihrer imaginativ-symbolischen Dimension eröffnet die Tagtraummethode Möglichkeiten, dem Unbewussten gleichsam Gestalt zu verleihen, z. B. als *altem Weisen, dem man auf der Lichtung eines Waldes begegnet*. Diese Gestalt vermag neue Einsichten wie neue Erfahrungen zu vermitteln, explizit wie implizit, mehr oder weniger bewusstseinsnah. Der therapeutisch begleitete Tagtraum wird so zur virtuellen Bühne für ein hilfreiches Unbewusstes. Eine der vielen Varianten von Wirklichkeitskonstruktionen. Auf der imaginativen Bühne des Tagtraums entfaltet sich eine ganze Welt, die in der Trance als aktuelle Wirklichkeit erlebt wird.

Beispiel 4-A: Eine verwitwete ältere Dame muss sich mit einigen Gebrechen herumplagen und wird nun von ihren Freundinnen gedrängt, ihnen ins Seniorenstift zu folgen. Andererseits fühlt sich Frau A. in ihrer Reihenhaussiedlung, die inzwischen von lauter jüngeren Familien bewohnt wird, durchaus wohl. »Schwere

Beine« gaben Anlass zu medizinischen Untersuchungen, die o. B. waren. Der Hausarzt diskutiert mit seiner Patientin die Alternativen antidepressive Behandlung und Psychotherapie. Frau A. entscheidet sich für Letzteres.

Die vergleichsweise junge Psychologin beantragt eine KIP als Kurzzeittherapie über 25 Stunden. Unter den fünf Tagträumen gibt es zwei »richtungweisende«. Zum Motiv ***zwei Paar Schuhe*** imaginiert die Klientin *erst orthopädisches Schuhwerk, dann Ballettschuhe aus Jungmädchenjahren.* Beides passt der alten Dame nicht, und das im doppelten Wortsinn. Im letzten der Tagträume regt die Therapeutin ihre Klientin an, durch einen lichten, irgendwie zauberhaften Wald zu schlendern und sich jetzt vorzustellen, dass ihr ***eine weise, alte Frau*** begegnen würde. *Erst sieht die Tagträumerin, wie ein paar Hühner gackernd den Weg kreuzen. Dann hört sie aus der Ferne fröhliches Kinderlachen. Schließlich kommt der Protagonistin des Tagtraums eine tief gebeugte, etwas hexenhaft wirkende Greisin, am Krückstock hinkend, entgegen. Der legt Frau A. nun ihre gegenwärtigen Lebensprobleme ans Herz. Die Alte hört mit vollem Ernst zu, bis sie zu schmunzeln beginnt, den Kopf schief legt und in die Richtung des Kinderlachens zeigt.* – Frau A. fasst den Entschluss, in ihrer Mehrgenerationensiedlung zu bleiben, umgeben von jungen Familien. Ihre beiden Söhne sorgen für Liftvorrichtungen im Treppenhaus, obwohl die »schweren Beine« inzwischen kein Problem mehr darstellen. Als pensionierte Lehrerin gibt Frau A. mittlerweile mit Freude Nachhilfestunden für ein paar Kinder aus der Nachbarschaft.

4.5.2 Das Agieren

Das »Symboldrama« basiert nicht zuletzt auf einem in früheren Zeiten oft verpönten Phänomen: dem *Agieren.* In den Anfängen der Psychoanalyse war es erklärtes Ziel der »Kur«, die aus der regressiven Situation der Übertragungsneurose heraus erwachsenden Konflikte zur Sprache zu bringen und einer Deutung zuzuführen. Das Ausagieren jener Konflikte, d. h. ihre Umsetzung in Handlungen, war zwar praktisch nicht zu vermeiden, war aber gleichsam zweite Wahl und bedurfte zur

Rückführung in die Sprache wiederum der Deutungstechnik. Man unterschied später ein »Acting-out« und ein »Acting-in«. Damit ist gemeint, dass in der Übertragung aufkommende, nunmehr auf den Analytiker zentrierte Konflikte sich außerhalb oder innerhalb der Couchsituation in Szene setzen können. Bis heute wird das Agieren oder Enactment in der psychoanalytischen Community kontrovers diskutiert. Einiges spricht dafür, dass es sogar zu den wesentlichen Bestandteilen einer wirksamen Therapie gehört und als solches eigentlich willkommen zu heißen wäre. Dies gilt besonders dann, wenn therapeutisches Tun auf einer impliziten Ebene gefordert ist (The Boston Change Process Study Group 2014).

Die KIP nutzt die dramaturgische Potenz von Handlungstendenzen seit eh und je, indem sie ihnen über den Tagtraum eine Bühne zur Verfügung stellt. Dabei geht es keineswegs vorrangig um Konflikte, Symptome und Probleme, sondern auch und gerade am Anfang der Therapie um Ressourcen, Kompetenzen und Lösungsmöglichkeiten. Sie können im »Probehandeln« durchgespielt werden, damit sie später in den Alltag hineinwirken.

Beispiel 4-B: Frau B., eine Gesangsstudentin, kommt wegen ihres Lampenfiebers in Behandlung. Im Rahmen der KIP wird der jungen Frau deutlich, wie sehr sie ihrem Vater heute noch in ambivalenter Liebe zugetan ist. Einerseits wünscht sie sich seine Anerkennung und Liebe, andererseits fürchtet sie seine Kritik und den beißenden Spott, in den er sich hineinsteigern kann. In den Imaginationen tauchen spontan Erinnerungen auf, in denen *der Vater an dem kleinen Mädchen herummäkelt, mal bei den Hausaufgaben, mal beim Malen oder beim Klavierüben.* Im Tagtraum kann diese Studentin in Gegenwart einer anderen Person (ihres väterlich eingestimmten Therapeuten) und in einem imaginierten Kontext *Trost und Ermunterung* erfahren.

Die weiterführenden therapeutischen Gespräche bereiteten vor, was sich dann in der Imagination als neue Erfahrung entfaltet: *Erst sind es Situationen mit einem Vater, wie ihn sich das*

Mädchen gewünscht hätte. – Später, in einer sich zuspitzenden, imaginierten Konfliktsituation, *ist die Heranwachsende zur pubertierenden Jugendlichen geworden. Sie stellt – als Protagonistin des Tagtraums – ihren Vater zur Rede. Erst kommen die alten Schmähungen zurück. Sie hält dagegen (vom Therapeuten darin bekräftigt). Dann hört man, von gegenseitigem Verständnis getragen, Vaters Bedauern und sein Zutrauen in die weitere Entwicklung seiner Tochter.* In den letzten Imaginationen *singt sie sich gleichsam frei.* – Über die KIP hat unsere Gesangsstudentin offenbar rasch Zugang zu ihren unbewussten Wünschen wie zu den diesbezüglichen Ängsten gewonnen und kann dann auf der imaginativen Bühne – statt wie früher beschämt – *mit allen Sinnen auf den ersehnten Applaus zugehen.* – Es schließt sich in der KIP nicht aus und bedingt sich sogar, hinter dem aktuellen Symptom oder Problem und den Zielvorstellungen, die aus der persönlichen Vergangenheit hereinfunken, sowohl negative Erinnerungen als auch positive Korrekturvorstellungen aufzuspüren.

Die Fallvignette macht deutlich, dass in der KIP beides einen Raum bekommt: das Ziel wie die Blockade. Nur sind Gewichtung und Timing in der Regel so angelegt, dass es primär oder schlussendlich auf das »Durchspielen des Neuen« ankommt, während das »Durcharbeiten des Alten« sozusagen auf die Plätze verwiesen wird. Das »Erinnern, Wiederholen und Durcharbeiten« (Freud 1914) trifft in der KIP auf einen ganz speziellen, neurobiologisch wirksamen Prozess der Veränderung des Gedächtnisses: Aus Einbildung wird Einprägung.

4.5.3 Die Regression

Nun zu einem dritten Begriff und seiner anstehenden Revision. Die *Regression* galt in den Anfängen der Psychoanalyse als ein Phänomen, das im Rahmen der Übertragungsneurose zwangsläufig aufkommen musste, bis diese Neurose dann zu gegebener Zeit kunstgerecht, d. h. durch Deutung, aufgehoben wurde. Intrapsychisch entspräche dem ein Zurückgehen (lat. *regredi*) auf frühere Entwicklungsstufen des Individuums und ein Nachreifen durch die Kur. In der Tiefenpsychologie wie in der KIP wird die Regression mit Bedacht in Grenzen gehalten.

Das Phänomen der Regression auf ein früheres Niveau des Wahrnehmens und Erlebens wird durch neuere neurowissenschaftlich begründete Auffassungen in ein anderes Licht gerückt und begrifflich anders gefasst. Eine »funktionelle« Regression ist in der Lage, über den Traum ein in kindlichem Erleben wurzelndes kreatives Potenzial aufzuschließen, wie es im Wachzustand des Erwachsenen nicht in diesem Maße zur Verfügung steht. Die hypnotherapeutische Sicht der Dinge ist davon nicht allzu weit entfernt. Regression gehört hier in den Bereich förderlicher Trancephänomene, die spontan eintreten oder gezielt in Gang gebracht werden können, z. B. in der Altersregression.

Beispiel 4-C: Ein Großhändler mittleren Alters sucht wegen depressiver Verstimmungen und plötzlich einbrechender Angstzustände therapeutische Hilfe. Thematisch geht es bei Herrn C. um den Verlust der materiellen Existenzgrundlagen und das Zerbrechen der Ehe. In der Realität hat Herr C. durchaus Grund zur Sorge. Denn sein Betrieb ist verschuldet, und seine Frau macht ihm diverse Vorhaltungen. Der Therapeut schätzt seinen Patienten als im Kern psychisch gesund ein, diagnostiziert einen »Aktualkonflikt« (mit den Polen Versorgung vs. Autarkie; Arbeitskreis OPD 2006) und beantragt eine tiefenpsychologische Kurztherapie über 25 Stunden, die als KIP durchgeführt wird. In dieser Zeit kommen fast alle Motive der Grundstufe zum Einsatz.

In der Imagination gelingt dem Tagträumer mit therapeutischer Hilfestellung schließlich ein mutmachender Szenenwechsel. Im Tagtraum kommt der Protagonist *als kleiner Junge in das vertraute Haus der Großeltern. Der Opa nimmt den Kleinen an die Hand, um ihm den Garten und die Werkstatt zu zeigen. Dort macht er ihm vor, wie man die Geräte bedient, und lässt ihn einiges unter Anleitung ausprobieren.* – Wieder im realen Haus seines Erwachsenenlebens angekommen, malt Herr C. diese Szene und ist auf einmal wie besessen von neuem Schaffensdrang. Er begibt sich an notwendige Reparaturen, die lange auf der Wartebank gelegen hatten. Später nimmt er die Neuordnung seiner Finanzen in Angriff, die sich als gar nicht so zerrüttet herausstellen. Die eheliche Situation kommt schließlich wie von selbst ins Lot.

Die KIP hält neben den technischen Mitteln zur Steuerung des Regressionsniveaus in ihrem Setting zwei unterschiedliche »Räume« vor, die das Erleben vom Reflektieren abheben (Kottje-Birnbacher 1992). Der eine Raum steht metaphorisch für jene Phasen des therapeutischen Prozesses, in denen es vorrangig um das Erleben mit allen möglichen Sinnen, Körperempfindungen, Bewegungen und Handlungen geht, was vor allem im Tagtraum geschieht. Eine reflexionsförderliche Distanzierung ergibt sich schon allein dadurch, dass der Tagträumer mit bewussten Ich-Anteilen bei der Sache ist, wenn er berichtet und beobachtet. Ein weiter metaphorischer Raum für das Reflektieren eröffnet sich im nachträglichen Dialog über das Geschehen und im mentalen Durchspielen von alternativen Optionen, z. B. während des Gesprächs über ein zum Tagtraum gemaltes Bild (Abschn. 2.3). Aus hypnotherapeutischer Sicht lässt sich mit Recht einwenden, dass tranceartige Zustände jederzeit auftreten und gefördert werden können. Der Wechsel von Tagtraum und Nacharbeit bietet jedenfalls grundsätzlich die Chance einer begrenzten und dosierten Regression, wie sie in der psychodynamischen Therapie angestrebt und auch in der Hypnotherapie einstellbar ist. In allen drei Ansätzen geht es nicht um die heilsame Wirkung einer möglichst langen, therapiebegleitenden, tiefer gehenden Regression. Es geht vielmehr um die Potenziale eines erwachsenen, autonomen Menschen, dem grundsätzlich regressive wie progressive Tendenzen zur Verfügung stehen. Wenn man denn je genau wüsste, was das »Wesen« »der« »Regression« »ist«…

Mit dem Gegensatzpaar *Regression versus Progression* ist eine der Polaritäten abgesteckt, zwischen denen sich die Strategien und Techniken der KIP aufspannen. Eine andere Polarität ist die zwischen Grundbedürfnissen oder Wünschen und dem, was sich ihnen entgegenstellt: In psychodynamischer Terminologie würde man von »Abwehr« sprechen, interaktionell oder genetisch betrachtet von sperrigen Beziehungspartnern oder ihren inneren Repräsentanzen, systemisch abstrakt von der Verneinung (Simon 2010). In der KIP kann man etwas dazu beitragen, dass sich ebendiese Polarität symbolisch konkret auf der Bühne des Tagtraums in Szene setzt, um jetzt oder später daran zu arbeiten – implizit oder explizit.

Wenn in der psychodynamischen Therapie von einem Konflikt die Rede ist, handelt es sich im strengeren Sinne immer um einen innerseelischen Konflikt des betreffenden Individuums, auch wenn er durchaus zwischenmenschliche Konflikte auszulösen vermag und erhebliche Folgen nach sich ziehen kann. Das »zentrale Beziehungskonfliktthema« (ZBKT) lässt sich in der Innenwelt des Individuums wie im aktuellen System des Miteinanders ausmachen. Der Psychoanalytiker Luborsky (1995) beschreibt drei Bereiche, in denen ein solches ZBKT aufzufinden und zu bearbeiten ist: in der Schilderung kindlicher Beziehungsepisoden, im Bericht über aktuell wichtige nahe Beziehungen und – als live erlebbarer Sonderfall – in der therapeutischen Beziehung. In der KIP kommt als vierter Bereich der begleitete Tagtraum hinzu. Dieser symbolische »Schauplatz« vermittelt nicht nur »Einblicke« in die drei genannten Bereiche, sondern macht darüber hinaus alternative Erfahrungen und neue Entwicklungen möglich.

Der Fokus des Therapeuten hat demgemäß zwischen zwei Polen zu oszillieren. Der eine Pol ist jener altbekannte, immer wieder neu in Szene gesetzte Konflikt aus Wunsch- und Verhinderungsmotiven, der (dem Konzept von »Impuls« und »Abwehr« folgend) in der klassischen psychoanalytisch orientierten Therapie der Neurosen bewusst zu machen und mittels Konfrontation und Deutung zu bearbeiten wäre. Im Kontrast zu solchen »expliziten« Techniken stehen »implizite« Techniken, die sich auf die unbewussten Beweggründe des Klienten in einer Weise einstellen, die ihm Raum für neuartige Entwicklungen zu eröffnen vermag. Das ZBKT wächst sich damit gleichsam zu einer »zentralen Beziehungsgeschichte« (ZBG) aus, in der das katathyme Bildererleben Visionen der Besserung entwirft und quasireal durchspielt (Ullmann 2015).

Beispiel 4-D: Bernd P. ist 35 Jahre alt und auf mehreren Gebieten ein »Pendler«. Er arbeitet als promovierter Betriebswirt andernorts bei einer Bank und muss weite Wege zurücklegen, um zur Therapie zu kommen. Er leidet an Selbstwertzweifeln, Arbeitsstörungen und einer körperlichen Symptomatik. Die Symptome entwickelten sich im Rahmen von zwei Situationen, die mit heftiger Ambivalenz einhergingen. Im privaten Bereich begann die Krise, als die Lebenspartnerin mehr Verbindlichkeit für die Beziehung einforderte. Im beruflichen Bereich ging es um Beförderungschancen, die einen Umzug und eine längerfristige Bindung an den Arbeitsplatz erfordern würden. Doch Herrn P. wird es eng bei der Vorstellung, seinem Vorgesetzten demnächst auf der Chefetage näher zu sein. Eigentlich ist es ihm lieber, wenn er weiter pendeln darf.

Herr P. pendelt nicht nur zwischen Wohnung und Arbeitsplatz. Er pendelte bis jetzt auch auf anderen Gebieten zwischen Nähe und Distanz. Eine solche Pendelbewegung durchzog seine Beziehungsschicksale von Kindheit an. In engen räumlichen Verhältnissen aufgewachsen, blieb Bernd ambivalent an seine Mutter gebunden und suchte früh das Weite. In der Fremde plagt ihn nun das Heimweh. Doch wenn er dann mit der Mutter telefoniert, fühlt er sich schnell wieder kontrolliert und nimmt für die nächste Zeit Abstand. Zum Vater, einem gestandenen Handwerker, ist er schon lange auf Distanz. Er verübelt ihm sein aufbrausendes Wesen und missbilligt die »Weibergeschichten«, die ihm zu Ohren gekommen waren. Andererseits erwähnt er bei der biografischen Anamnese schöne gemeinsame Unternehmungen, von denen er sich weitere gewünscht hätte.

Im Modell des ZBKT folgt die Gestaltung von Beziehungsszenarien einem bestimmten mentalen Reaktionsmuster, das sich in einem einzigen Satz ausdrücken lässt. Das Subjekt wird von einem zentralen *Wunsch* bewegt, der auf ein *Objekt* trifft und dort wiederholte Male eine Reaktion auslöst, auf deren Folgen sich das *Subjekt* nun dauerhaft einstellt. Abstrakter wird diese Konstellation üblicherweise in eine formelhafte Relation zwischen dem Wunsch (= W), der Reaktion des Objekts (= RO) und der Reaktion des Subjekts (= RS) gebracht.

Konkret könnte es in diesem Fall heißen: »Ich wünsche mir Nähe und Geborgenheit (= W), fürchte aber, vereinnahmt oder verlassen zu werden (= RO) und dann mutterseelenallein zu sein. Deshalb muss ich zunehmende Nähe und drohende Verbindlichkeit immer wieder durch Unterbrechungen kontrollieren (= RS).« Diese innere Logik gestaltete bisher alle relevanten Beziehungen, bis in die Therapie hinein. Bei zunehmender Nähe muss der Klient zwangsläufig auf Abstand zu seinem Therapeuten gehen.

Solches inszeniert sich natürlich auch gleich im ersten Tagtraum. Herrn P. kommt zum Motiv »*Blume*« sofort *eine Gänseblume vor Augen. Doch im Nu ist er schon auf der anderen Seite einer großen Wiese. Als er am Ende verschiedener Pendelbewegungen an einem entfernten, aber einsamen Ort auf der Wiese anlangt, entsteht unter geduldiger Mitwirkung des Therapeuten ein besonderes Terrain. Der Tagträumer freut sich am Barfußlaufen und an dem matschigen Gefühl unter den Fußsohlen, das mit kindlichen Empfindungen verbunden ist. Die Wiese wird ihm vertrauter. Am Ende des Tagtraums befindet er sich neben einem Obstbaum, einem wie aus dem Garten der Eltern, in der aufrechten Haltung eines kräftigen jungen Mannes. Die Rinde zu betasten vermittelt ein Gefühl von Sicherheit.* – Als Herr P. das dazu gemalte Bild in der nächsten Sitzung auf den Tisch legt, äußert er die Idee, in diesem Tagtraum »Neuland« betreten zu haben. Und zu dem Bild, das Spuren auf dem Boden zeigt: »Sehen Sie meine Fußstapfen?«

Mit der erneuten Inszenierung repetitiver Muster und ihrer Deutung wäre kaum etwas zu gewinnen. Die bisherige Konfliktlösung wird hier zwar mit der sie begleitenden Problematik aufs Neue aufgerollt, aber von der Seite des erfüllbaren Wunsches ausgehend in Richtung auf eine neue zentrale Beziehungsgeschichte

(ZBG). Sie wäre in Analogie zum ZBKT hier wie folgt zu formulieren: »Mein eigentlicher, tiefer Wunsch geht dahin, mich auf dem Weg in die weite Welt als geborgen und gut begleitet zu erleben. Dann kann ich auch getrost verlässliche Bindungen eingehen.« Der Therapeut hatte in diesem ersten Tagtraum Boden gutgemacht, als der Protagonist schnell das Weite suchen musste und wieder ins Pendeln kam. Damit hatte er zu jenem »Neuland« beigetragen, von dem der Klient später spricht. Jenseits des eingefahrenen Konflikts wurde in einer therapeutischen Kooperative am Ort der Imagination ein neues Drittes erschaffen, das sich später in den Fußstapfen symbolisiert. Sie lassen erahnen, dass sich da jemand auf den Weg machen wird.

Die Ambivalenz läuft gleichsam mit. Das kostet Kraft und Schwung, bis Herr P. in dem Gefühl feststeckt, überall auf der Stelle zu treten. Der Therapeut greift diese Metapher auf, um neben dem Problem- auch den Lösungsaspekt ins Bild zu setzen und nach einem alternativen Verständnisrahmen zu suchen. Nach der Motivvorgabe *»auf der Stelle treten«* sieht sich der Tagträumer *in einem Wassertretbecken. Auf der Stelle tretend, kann er die Kraft seiner Füße spüren, verschiedene Richtungen erkennen und sie gegeneinander abwägen. Mit unbedachten Schritten wäre er vorschnell am Rand eines Waldes, und dort könnte es eng werden. Angst kommt auf. Schließlich ist die Entscheidung gereift, sich auf den Weg ins Dorf zu machen, und das mit Zuversicht und kräftigen Beinen. Ein erwartungsvoller freudiger Affekt läuft mit.* – Das zum Tagtraum gemalte Bild zeigt eine Art Kneippbecken, von dem aus gedachte Spuren zum nahen Wald und in das ferne Dorf führen. Im Dialog darüber erscheint das Auf-der-Stelle-Treten in positiver Konnotation als Möglichkeit des Abwägens zwischen Nähe und Distanz (Reframing).

Das ZBKT ist mittlerweile »in Bewegung« geraten und macht »raumgreifenden« Lebensentwürfen Platz, die imaginativ (im Tagtraum und in weiteren Gesprächen) durchgespielt werden. Die neuartige ZBG zeichnet sich durch ein Nebeneinander verschiedener Geschichtsstränge aus, in denen man Kritik und Zweifel äußern, wegstreben, losziehen und sich dabei in schützender Begleitung fühlen kann, ohne eine »feindliche Übernahme« des eigenen Terrains fürchten zu müssen. Herr P. trifft Entscheidungen. Er setzt der »Pendelei« ein Ende. Er macht gute Erfahrungen mit neuen Vorgesetzten. In der Beziehung zwischen Sohn und Vater sind Wertschätzung und Vertrauen nachgereift. Der alte Handwerker besucht den jungen Akademiker an dessen Arbeitsplatz und zeigt sich stolz auf diesen Sohn. Statt sich von seiner Mutter genervt zu fühlen, kann der Sohn mittlerweile über sie schmunzeln und sich an ihrer Gegenwart freuen. Dem Hin und Her mit der Freundin hat Herr P. ein Ende bereitet und sich von ihr getrennt. Nun ist er erst einmal ein »alleinstehender« Mann. Wie wäre es, wenn wir daraus ein Motiv entstehen ließen?

Als *»ein alleinstehender Mann«* sieht sich Herr P. in seiner *Vorstellung an einem Nordseestrand schlendernd, wie ein Strandlöwe, der viele Möglichkeiten hat und in seiner Vorstellung erst einmal durchspielen kann.* – Auf dem dazu gemalten Bild hat er sie alle noch einmal vor Augen: Mal winkt er der alten Freundin in den Dünen zu, mal kreuzt eine attraktive Frau seinen Weg, mal sieht er eine junge Familie.

An diesem Beispiel aus einer Psychotherapie mit dem Tagtraum wird deutlich, dass die psychodynamische Formulierung eines Konflikts gar nicht so weit von der Orientierung an Wünschen und Zielen entfernt sein muss, wie es angesichts unterschiedlicher Positionen vonseiten der hypnosystemischen Therapie erscheinen mag. Strittig wird sicherlich immer wieder aufs Neue sein müssen, ob man den ersten Schritt vor dem zweiten zu tun hat und welcher jeweils als der erste notwendige Schritt zu betrachten ist. In der KIP bringt das Zusammenspiel von Beziehung und Symboldrama beide Pole primärprozesshaft, d. h. jenseits der gewohnten kausalen und zeitlichen Zuordnung, zusammen. Der Wunsch nach einer anderen, das Selbstwertgefühl stärkenden Beziehung ist bei unserem Patienten der Fallgeschichte spürbar vordringlich. Die therapeutische Beziehung gestaltete sich vom Anbeginn in einer Weise, die beides offeriert: eine am Wunsch orientierte künftige Entwicklung und das mitgehende Berühren durchgemachten Leids. Im Tagtraum ist es möglich, Letzteres mit dem Patienten empathisch zu teilen und schließlich zu transformieren, d. h., über eine gemeinsame neue Erfahrung zu verarbeiten.

4.6 Altes Leid und neue Möglichkeiten in mutativen Momenten

Auf der miteinander geteilten virtuellen Ebene des Tagtraums ergeben sich immer wieder besondere Momente, die Chancen zur Veränderung in sich tragen. Psychoanalytische Autoren betonen die unbewussten Passungen und die Ansätze zur Wiedergutmachung, die sich in einem »Moment der Begegnung« einstellen können (The Boston Change Process Study Group 2012). Die dazu formulierten Konzepte zeichnen sich durch ihren existenziellen Tiefgang aus und weisen schon in Bereiche jenseits der Technik. Nachfolgend wird es vorrangig um das professionelle Wahrnehmen und Handeln diesseits der technischen Grenzen gehen. *Mutative Momente,* d. h. solche mit besonderem Veränderungspotenzial, wie sie in der KIP zu erkennen und anzusteuern sind (Ullmann 2015), sollen gleichsam in einen handwerklichen Rahmen gestellt werden.

Neue Erfahrungen lassen sich in der katathymen Imagination auf verschiedene Weise vermitteln: durch Vorwegnahme einer mit Erfolg angesteuerten Zielvorstellung (Abschn. 5.2, Bsp. 5-A) oder auch durch simultane Veränderung des Erlebens aus einer leidvollen Situation heraus. Damals Erlittenes, das wie eine notdürftig vernarbte Wunde im Körper verblieben war, ist nicht mehr dasselbe, wenn es innerhalb einer relevanten Beziehung gesehen und »gefragt« ist. Die späte, erlösende Frage des zum Gralsritter gereiften Parsifal an den tödlich verwundeten Amfortas wäre hierzu ein literarisches Beispiel.

In der KIP geht der Blick auf das persönliche Schicksal immer wieder mit einer Verwandlung des Erlebens und dem Zugang zu anderen Konstruktionen der Wirklichkeit einher. Zum einen kann es ausreichen, während des therapeutischen Prozesses und im Tagtraum endlich Mit-Leid wie konkreten Trost zu erfahren und sich in einem anderen Kontext mit der alten Misere nicht aufs Neue allein gelassen zu fühlen. Eine *mutative Erfahrung* dieser Art entspräche einem Veränderungsschritt 1. Ordnung, bei der sich eine Lösung (oder Erlösung) im zwischenmenschlichen Miteinander einstellt, aber noch nicht auf symbolische Weise durchgespielt und konsolidiert wird. Auf der Bühne des Tagtraums ist es zudem möglich, aus der problematischen Situation heraus in Begleitung des Therapeuten, z. B. mithilfe einer Altersregression, eine völlig neue Erfahrung »in Szene« zu setzen und zu verinnerlichen. Das entspräche einer mutativen Erfahrung 2. Ordnung, in der das symbolische Element an der Dramaturgie mitwirkt (Abschn. 4.5.3, Bsp. 4-C).

Die beschriebenen Vorgehensweisen auf dem Weg zu mutativen Erfahrungen gehören zum Repertoire der impliziten Technik der KIP (Dieter 2006). Sie führen ein Beziehungselement ein, das über die explizite Technik hinausgeht, psychoanalytisch ausgedrückt: ein »Etwas-mehr« als Deutung (The Boston Change Process Study Group 2012). Der Bereich der expliziten Technik umfasst dem gegenüber alle interpretativen Vorgehensweisen und ist zwischen dem Deuten und dem Reframing anzusiedeln. Wenn z. B. einem Menschen, der schwere Traumata durchgemacht hat, in angemessener Art glaubhaft vermittelt wird, dass er zuerst und vor allem ein Überlebender ist, dann ist er schon nicht mehr ganz derselbe wie vor dem Beginn seiner Klage.

5 Das therapeutische System der Katathym Imaginativen Psychotherapie

5.1 Zwei Achsen und diverse Behandlungsoptionen

Die KIP stellt für therapeutische wie didaktische Zwecke ein übersichtliches System zur Verfügung, das im Koordinatensystem einer horizontalen und einer vertikalen Achse verortet werden kann. Die *horizontale Perspektive* der x-Achse bezieht sich auf den zeitlichen Verlauf der Behandlung, bei der sukzessive zur Anwendung kommende Komponenten einander vorbereiten und ergänzen (Abschn. 2.3). Die *vertikale Perspektive* der y-Achse verweist auf unterschiedliche Grade an Kompetenzen in der Anwendung der Methode (Abb. 13). Der angehende Tagtraumtherapeut bekommt im Rahmen einer abgestuften Ausbildung schrittweise die technischen Mittel an die Hand, komplexere Problemstellungen adäquat anzugehen.

Bereits die erste der beiden Stufen, die sogenannte *Grundstufe*, stellt ein reichhaltiges Standardrepertoire für die *Basisebene (basic level)* der KIP zur Verfügung, das sich für den

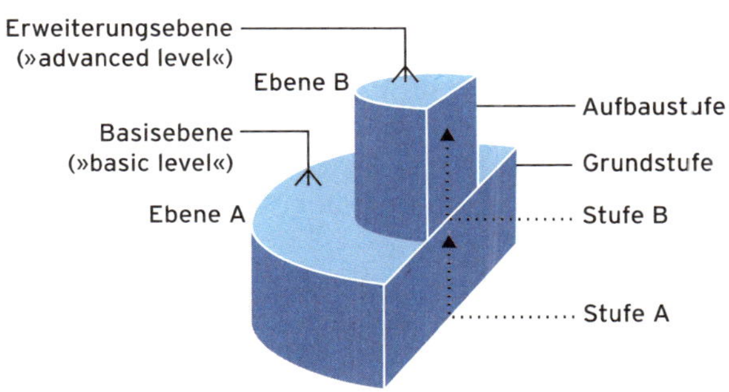

Abb. 13: Das therapeutische System der KIP – die vertikale Achse

Anfang der Behandlung bewährt hat und nicht selten bis zum Ende ausreicht (Abschn. 2.4). Dem fortgeschrittenen, gründlicher ausgebildeten Therapeuten eröffnen sich über die technischen Mittel der *Aufbaustufe* weitergehende Möglichkeiten für ein differenziertes, gleichsam maßgeschneidertes Vorgehen. Auch für dieses höhere Kompetenzniveau *(advanced level)* haben sich einige Standardmotive etabliert, die therapeutisch recht ergiebig sein können.

Der Leser möge sich an dieser Stelle einmal vorstellen, was ihm spontan zum Motiv *Löwe* vor Augen kommt, um seine eigene Imagination dann später mit der in einem Fallbeispiel (Abschn. 5.2, Bsp. 5-B) zu vergleichen. In der einschlägigen Literatur (Abschn. 6.2) sind die gängigen Standardmotive der Aufbaustufe einzeln mit ihrem jeweiligen Anmutungscharakter und mit technischen Hinweisen erläutert. Darauf wird im Rahmen dieser Einführung in die KIP bewusst verzichtet. Denn die Formulierung und Handhabung von Motivvorgaben ist letztlich nichts weiter als ein Sonderfall der therapeutischen Arbeit mit Symbolen, Metaphern und Geschichten, für die es auf der Erweiterungsebene einen großen Freiraum gibt. Ihn professionell zu füllen lernt man nicht im Handumdrehen, sondern unter fachkundiger Anleitung im spezifischen Ausbildungssystem der KIP (Abschn. 6.1). Die folgenden Fallbeispiele vermitteln einen praxisnahen Eindruck von den Möglichkeiten auf der Erweiterungsebene.

Mit der Erweiterungsebene vergrößert sich das technische Spektrum z. B. bis zur »Nullstrukturierung« (mit affektgeleiteten bildhaften Assoziationen und sparsamen Interventionen) oder zu dem Ansatz des tagträumenden Verarbeitens von Nachtträumen. Kombinationen mit Vorgehensweisen anderer Disziplinen – z. B. Psychoanalyse, Hypnotherapie, Verhaltenstherapie oder Psychodrama – können zusätzliche Möglichkeiten eröffnen, eine solide Ausbildung für beide Kompetenzebenen der KIP vorausgesetzt. Im *Handbuch* zur KIP (Ullmann 2012c, S. 164) findet sich eine detaillierte Gegenüberstellung der zwei Stufen und Ebenen der vertikalen Achse. Das vollständige System der KIP ermöglicht ein breites Spektrum der Indikationen und Anwendungsgebiete (Abschn. 5.3).

5.2 Auf der Erweiterungsebene unterwegs – mit Fallgeschichten

Die Kurzzeittherapie war seit jeher eine Domäne der Tagtraummethode. Nicht selten reichen die Mittel der Basisstufe dafür vollkommen aus. Die Symbolsprache der katathymen Imaginationen sorgt fast wie von selbst für die notwendige Fokussierung auf relevante Probleme und passende Lösungsansätze. Man kommt somit schnell »auf den Punkt«. Bei kürzer werdenden Verweildauern in Kliniken und Rehabilitationseinrichtungen empfiehlt sich die KIP deshalb zunehmend auch und gerade für das stationäre Setting (Friedrichs-Dachale 2016, S. 144–160). Im folgenden Beispiel aus dem ambulanten Setting wird ersichtlich, wie man mit dem KB gleich zu Beginn Ressourcen identifizieren und positive Ziele anvisieren kann.

Beispiel 5-A: »Training am Berg« könnte die Überschrift zu der folgenden Geschichte einer Kurztherapie mit zwölf Sitzungen und vier Tagträumen lauten (Abb. 14). Jens A. »steht« immer noch am Anfang eines Studiums, das aus den von ihm gemalten Bildern vielleicht zu erraten ist. Er wollte dem berühmten Vater im selben Fach nacheifern und zeigt sich damit zunehmend überfordert. Dafür erntet er von ihm Spott und Demütigungen. Als der Vater andernorts eine Professur angenommen und sich von seiner Familie getrennt hat, sucht Jens in der Krise therapeutische Hilfe. Seitdem der Vater in der fernen Stadt mit seiner neuen, jungen Partnerin zusammengezogen ist, wird er für seinen Sohn erst recht »unerreichbar«. Der Sohn bleibt mit seiner Sehnsucht nach dem so geliebten wie gefürchteten Vater, mit seiner Arbeitsstörung, mit den tröstenden Bierflaschen und mit seiner traurigen Mutter im Elternhaus zurück.

In den ersten Sitzungen kann der Therapeut den Ressourcencharakter der frühen Sohn-Vater-Beziehung erfragen und imaginativ nutzen. Im Tagtraum ***Haus*** *hält der Vater seinen kleinen Sohn in den Armen geborgen.* Der nächste Tagtraum – ***Berg I*** – offenbart die Diskrepanz zur Situation des alleingelassenen großen Sohnes: *Ratlos sitzt der junge Mann vor einem riesigen Berg, der sich rasch zu einem unerreichbaren Gebirge mit einer Unzahl von wirren Wegen auswächst.*

Jens empfindet sich auf ganzer Linie als Versager. In der Spontantrance des Verzweifelten ist er empfänglich für eine Geschichte der anderen Art (Storytelling), die ihm sein Therapeut erzählt. Sie richtet den Blick auf den Sohn des umherirrenden Odysseus (Reframing): Der treue Telemach bleibt im Elternhaus zurück und kümmert sich um seine Mutter. In der Freizeit denkt er nicht an die Abwesenheit des Vaters und die Bedürftigkeit der Mutter, sondern gibt sich seinen tagträumenden Visionen hin, in denen er seinen eigenen Weg zur Mannesreife sucht. Es muss doch Alternativen zum Leben eines schiffbrüchigen Kriegshelden geben!

Im Tagtraum ***Berg II*** gelingt ein Schwenk von der Weitwinkel- zur Teleobjektiveinstellung (Abkehr von der Problemtrance) und die Verknüpfung mit einer positiven Zielvision des imaginativ vorweggenommenen Erfolgs. *Der Protagonist beamt sich auf den schon erreichten Gipfel. »Yeah! Das Gefühl hier oben ist echt spitze!« Nun gilt es, noch im selben Tagtraum den Aufstieg schrittweise in Angriff zu nehmen und zu lernen, wie man sich kleine Erfolge auf dem Weg zum Ziel verschafft. »Puh, wie anstrengend! Aber ´n starkes Gefühl, einen Stein nach dem anderen wegzuräumen.«* – In der Realität des Studenten, der für eine entscheidende Klausur büffelt, bringt Jens A. jetzt einiges zuwege – psychoedukativ gecoacht von seinem Therapeuten.

Am ***Berg III*** rückt die Zielvision in erreichbare Nähe. *Jetzt wird mit den Kumpels schon mal gefeiert, in der einen Hand der ersehnte »Schein«, in der anderen ein Bierglas.* – Was dann auch bald in der Realität geschieht. – Der junge Student von damals arbeitet heute mit vorzeigbarem Erfolg auf einem anderen Gebiet als sein Vater, der inzwischen recht stolz auf seinen großen Sohn ist und sich gerne mit ihm verabredet. Seit Kurzem ist Jens A. verheiratet und träumt von eigenen Vaterfreuden.

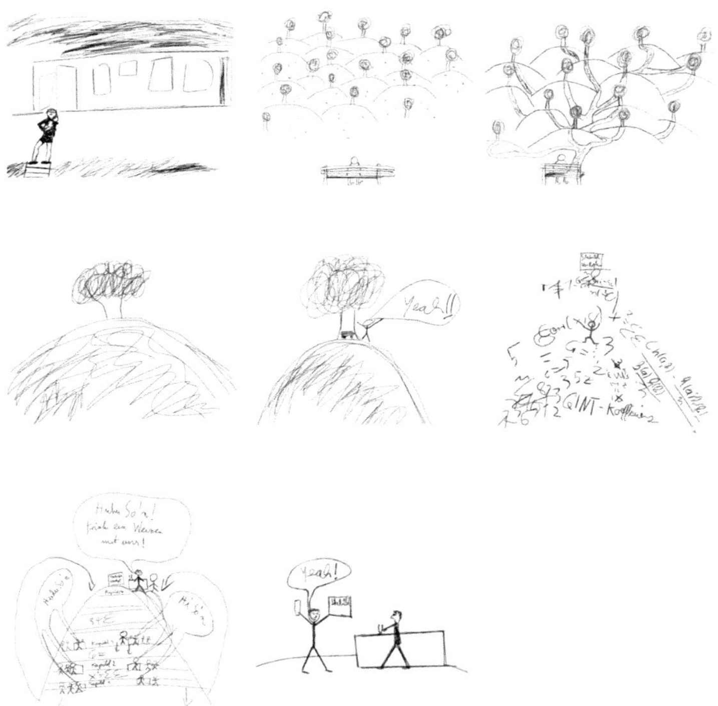

Abb. 14: »Training am Berg« – acht zu den vier Tagträumen gemalte Bilder (Bsp. 5-A)

In den Anfängen der KIP stand die präzise Bearbeitung von intrapsychischen Konflikten im Brennpunkt des klinischen Interesses. Bald kamen auch Erfahrungen hinzu, die ein entwicklungsförderndes und charakterwandelndes Potenzial der Methode erkennen ließen, wie es bis dahin der Psychoanalyse vorbehalten zu sein schien. Die schon erwähnte Tendenz zu einer symbolgeleiteten Fokussierung auf das Wesentliche sorgt dafür, dass man auch bei einer längeren KIP stets die angestrebten Ziele im Auge behält.

Beispiel 5-B: aus der Behandlung eines zwangsneurotisch gehemmten Lehrers mit Autoritätsproblemen gegenüber seinen Schülern. Manfred B. ist mittlerweile so resigniert, dass er sich mit 44 Jahren schon nach einer Frühpensionierung zu sehnen beginnt. Die zurückhaltende, konfliktscheue und unlebendige damalige Wesensart dieses Mannes kommt während der ersten Etappe der KIP in den Tagtraumübungen eindrucksvoll zur Darstellung. So gibt es für Herrn B. beim Motiv ***Löwe*** nichts weiter zu erleben als *ein kaum hörbares Gebrüll des Löwen, dazu tote Knochen und ein Käfig aus Gitterstäben. Die Löwin schaut suchend zur Seite.* – Herr B. ist kinderlos verheiratet und um den Fortbestand seiner Ehe besorgt. – Später wird das Motiv imaginativ noch einmal eingestellt mit dem Ziel, mögliche Veränderungen in den Blick zu bekommen. Auf dem zu ***Löwe II*** gemalten Bild sieht man, *wie der Löwe brav dasitzt, während die Löwin ordentlich brüllt, vor ihnen ein Dompteur, der in der Luft herumfuchtelt, seinerseits von Gitterstäben umgeben.* – Hier scheint auf der Bildebene schon etwas in Bewegung gekommen zu sein. Die Vitalität wird symbolisch noch von der Löwin verkörpert, das Hilflose vom Dompteur. Ob das etwa einen ersten konfliktbereiten Seitenhieb auf den Therapeuten darstellt?

Die Vorgabe des Motivs ***Konflikt in der Kindheit*** führt zu einer Erinnerung zurück, die am Heiligen Abend spielt. Oben rechts die Eltern mit den Päckchen. *Der kleine Bruder hat dem armen Manfred das neue, rote Feuerwehrauto entwendet. Der große Bruder will es wiederhaben und protestiert. Mutter mahnt: »Sei groß und vernünftig!« Der Ältere gibt klein bei.* Beim Blick auf das gemalte Bild kommen bei Herrn B. Fantasien auf, um das rote Feuerwehrauto zu kämpfen, und sein Therapeut bestärkt ihn darin. Es werde sicherlich bald eine neue Gelegenheit zum Kräftemessen geben. Und die ergibt sich schließlich aus der therapeutischen Situation heraus.

Der Therapeut bewohnte zu jenem Zeitpunkt zwar keinen vergitterten Käfig, aber seine Praxis befand sich in einem renovierungsbedürftigen Zustand. Der Patient erzählt auftrumpfend von seinem neuen roten (!) Sofa und äußert sich belustigt über die altmodische Einrichtung des Therapieraums, in dem der »Doc« seine wertvollsten Stunden verbringen muss. Schließlich spricht Herr B. mit einer gewissen Häme den Fleck an, der sich da auf dem Teppichboden zwischen den beiden breitmacht. Als Psychoanalytiker könne man das im Kontext eines ödipalen Agierens sehen und deutend daran arbeiten. Dem Tagtraumtherapeuten eröffnen sich alternative Möglichkeiten, indem er das Konflikthafte über ein Motiv ins Bild setzt und imaginativ zu Werke geht.

Beim Motiv ein ***Fleck*** geht es dann auch wirklich zur Sache. *Ein Mitschüler hat dem Tagtraumprotagonisten das Tintenfass mutwillig umgeworfen*. Damals in seiner Schulzeit war unser Lehrer als konfliktscheuer Junge gekränkt von dannen gezogen. Diesmal dagegen *wird auf der Bühne des Tagtraums beherzt gerauft, mit Freude und Kraft,* nicht ohne Zutun eines gleichsam ebenfalls kampfeslustigen Therapeuten.

Mittlerweile hat der Lehrer in Herrn B. gelernt, sich seinen Schülern gegenüber durchzusetzen, und genießt das sogar. Der Traum von der Frühpensionierung ist ausgeträumt. In der mittleren und letzten Etappe dieser KIP waren das »rote Feuerwehrauto« wie der »Tintenfassstreit« zu einer Metapher avanciert, die sich wie ein Tema con Variazioni – als »interaktive Metapher« (Fabregat und Krause 2008) – durch die therapeutischen Gespräche zog und in neue Motive für das imaginäre Symboldrama Eingang fand. Das war immer dann der Fall, wenn die Wahrnehmung und Durchsetzung von Interessen »dran« war, im Lehrer- wie im Eheleben. Symbol und Metapher gehen in der KIP Hand in Hand.

Der vorangegangene Fall – eingehender nachzulesen bei Ullmann (2009a) – lässt erkennen, wie psychodynamische und hypnotherapeutische Ingredienzen mit Gewinn zu kombinieren sind. Altmeister Leuner (2012), der für die Erweiterungsebene noch eine Mittel- und Oberstufe vorsah, reklamierte für Letztere das mögliche Ziel einer Kombination von KB und Psychoanalyse. Heutzutage darf man weitere Kombinationspartner hinzufügen, je nachdem, welche primären Kompetenzen der jeweilige Therapeut einzubringen weiß. Am folgenden Fall wird nachvollziehbar, dass im Umgang mit Traummaterial Synergieeffekte zu mobilisieren sind, wenn ein Nachttraum nicht nur psychoanalytisch verstanden, sondern in der KIP als Tagtraum weitergeführt wird.

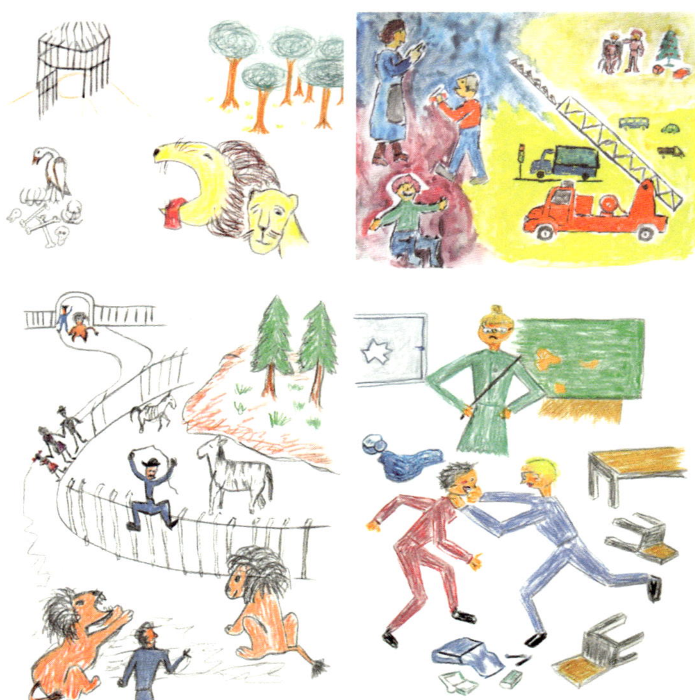

Abb. 15: Zu den Tagträumen gemalte Bilder (Bsp. 5-B)

Beispiel 5-C: Die Lebensgeschichte von Herta C. hatte sich nach dem 50. Lebensjahr zu einer Leidensgeschichte verengt. Schnell war alles über sie hereingebrochen: die Diagnose, die Brustentfernung, die Chemotherapie, die Bestrahlung, der Rückzug ihres Mannes, der Verlust ihrer Arbeitsstelle. In der KIP kam ihr die Musik als eine Ressource zugute, die vom Therapeuten bald aufgegriffen wurde und auch über Tagträume zu nutzen war. Doch an den von Frau C. so genannten »Lebensschatten« führte kein Weg vorbei. Schon beim Gespräch über die Kindheit zeigten sie sich. Über ihrer Geburt schien ein »Unstern« zu stehen. Als die Mutter mit ihr schwanger war, wartete der Vater auf seine Verurteilung wegen schwerer Kriegsverbrechen, die man ihm vorwarf. Genau an ihrem Geburtstag wurde er freigesprochen. Stern oder Unstern? Die kleine Herta blieb ihrem Vater stets in besonderer Weise zugetan, auch wenn er es an Achtsamkeit und Fürsorge mangeln ließ. Nach dem frühen Tod seiner Ehefrau zog er sich gänzlich auf sich selbst zurück, ohne die Not seiner Kinder wahrzunehmen.

Acht Jahre war das Mädchen alt, als die Mutter an einem Brustkrebs starb. Nach einem Jahr kam die Stiefmutter ins Haus und mit ihr Zucht und Ordnung. Sie gab sich als braves Mädchen, um nicht schon wieder gezüchtigt zu werden, und sie tagträumte sich fort in eine bessere Welt. Nach der mittleren Reife ging sie ins Ausland, um eine Ausbildung als Krankengymnastin zu machen. Dort hing sie sich mehrfach an ältere Männer, die ihr nicht guttaten, bis sie ihren jetzigen Mann kennenlernte, nach Deutschland zurückkehrte und Kinder mit ihm bekam. Ihre Eltern sind nun schon lange tot, aber ihre Schatten wirken weiter. Einer davon legt sich ihr als Albtraum auf die Brust, als sie gerade von einer Reise nach Bayreuth heimkommt, wo sie mit Freundinnen im *Fliegenden Holländer* war. Diese Oper lässt sie nicht los, in einer Inszenierung, die ganz auf die Tragik der Tochter abgestellt war. Es geht darin um das Drama einer jungen Frau, die von anderen für deren Zwecke missbraucht wird und am Ende den Verstand verliert. Und es geht um Sentas Sehnsucht nach dem bleichen Mann, der unter einem Fluch steht.

Eines Nachts träumt Frau C. von einem Platz mitten im Parkett. Sie sitzt im Lichtkegel eines Scheinwerfers. Aus einer Loge strecken sich ihr die Hände eines Mannes entgegen, denen sie zufliegt. Doch mitten in der Bewegung entziehen sich diese Hände, sie bleibt in der Luft hängen und wacht schweißgebadet auf. – In der KIP gibt es die Möglichkeit, markante Stellen eines Nachttraums als Motiv und Fokus für einen Tagtraum aufzugreifen. Beim ***Blick auf die Loge*** *streckt ihr der Mann wieder die Hände entgegen. Er versichert ihr, sie könne sich auf ihn verlassen, und zieht sie hoch. In der Loge macht sich eine triste Stimmung breit. In der schon halb geöffneten Tür steht nun – noch im Dunkel – der Mann, der sie hochzog, und er redet ihr zu, ihm zu folgen. Allmählich sieht sie klarer und erkennt eine Nazi-Uniform an ihm. Unter der Mütze zeigt sich ein Gesicht, das dem ihres Vaters ähnlich wird. Sein Mund bewegt sich und will sie zu etwas überreden. Aber sie will nichts von ihm hören. Nichts wie hinaus ins Freie! Denn dieser Mensch tut einem nicht gut. Sie fliegt förmlich durchs Treppenhaus, den muffigen Geruch und die unheimliche Düsternis hinter sich lassend. An einem Springbrunnen wartet ihr Picknickkorb auf sie. Jetzt erst fühlt sie die Angst, die Trauer, die Wut. »Was für ein Betrug!«, entfährt es ihr.*

Jener Picknickkorb stammt aus einem früheren Tagtraum und dient ab jetzt als Wegbegleiter durch weitere Tagträume. Er steht für gute Gesellschaft und für die Wahrung eigener Interessen – das zentrale Thema zum Ende der Therapie hin. – Über Bildergeschichten, Metaphern und musikalische Themen dieser KIP kann in der ausführlicheren Originalarbeit nachgelesen werden (Ullmann 2009b).

5.3 Mit Zielvisionen von der »Anamnese« zur »Indikation«

Von Steve de Shazer (1989) haben wir gelernt, drei verschiedene therapeutische Beziehungsmuster zu unterscheiden: den Patienten als Besucher, als Klagenden und als Kunden. Die Dreizahl erscheint mir angesichts der zahllosen Varianten an

Metaphern für den Patienten und das therapeutische System zu eng gesteckt. Eine metaphorische Standortbestimmung gehört jedenfalls zur Basis der Diagnostik und sollte im Verlauf des therapeutischen Prozesses immer wieder neu überprüft werden. Denn der »Klagende« von eben kann durch alternative Sichtweisen und Erfahrungen schon in Kürze zu einem lösungsorientierten »Mitspieler« geworden sein. Eine prozessbegleitende Überprüfung des diagnostischen Blicks auf den Patienten gehört seit Langem zum Standard der psychodynamischen Therapie (Gedo a. Goldberg 1973).

»Vor die Therapie haben die Götter die Diagnose gesetzt.« Dieses Motto wurde manchem angehenden Mediziner früher eingebläut. Heute sind die Chancen größer, beizeiten systemisch angelegte Modelle kennenzulernen und sich in einem »zirkulär-dialogischen Vorgehen« (Fürstenau 2001) zu üben, in dem diagnostische Prämissen und therapeutisch angesteuerte Ziele Hand in Hand gehen.

Eine hypnosystemische Erfragung oder Rekonstruktion der Vorgeschichte – von Medizinern als »Anamnese« bezeichnet – ist von Anfang an auf Ressourcen, Kompetenzaufbau und Zielformulierungen ausgerichtet. Mit einer bifokalen Brille ausgestattet, hat der psychodynamisch arbeitende Therapeut simultan auf die Symptom- und Krankheitsgeschichte zu achten. Er unterscheidet dabei gleichsam zwischen Software- und Hardware-Störungen. So kann z. B. eine Colitis ulcerosa (geschwürige Dickdarmentzündung) schwere Behinderungen oder Invalidität zur Folge haben, die Anlage eines künstlichen Darmausgangs erforderlich machen oder in eine Krebserkrankung münden. Das gilt es zu wissen, nicht ohne gleichzeitig den systemischen Stellenwert zu berücksichtigen, den »die Krankheit« für den Patienten und seine Umwelt jeweils einnimmt. In seinem intrapsychischen System mögen zudem Ängste und Hoffnungen miteinander ringen, die seine inneren Einstellungen nachhaltig prägen. Die Betrachtung solcher Software-Störungen hat an Komplexität gewonnen, seitdem neurowissenschaftliche Befunde dafür sprechen, dass jede nachhaltige Konstruktion einer individuellen Wirklichkeit auf dem Weg der Neuroplastizität zu bleibenden Veränderungen im Gehirn führen kann. Von daher hat der Therapeut während seiner Anamnese von Anfang an eine erhebliche Verantwortung. Denn die Art seiner Fragen hat Folgen.

In der psychodynamischen Diagnostik sind nicht zuletzt mit Rücksicht auf die institutionellen Vorgaben (Krankenkassen, Kliniken) bestimmte diagnostische Kriterien abzuklären. Für dokumentierende, aber auch für behandlungspraktische und wissenschaftliche Zwecke wird zunehmend von der OPD (Arbeitskreis OPD 2006) Gebrauch gemacht. In diesem Manual geht es u. a. auch um Motivation, Veränderungsressourcen oder -hemmnisse, Beziehungsgestaltung, Konfliktlage und strukturelle Eigentümlichkeiten des Patienten. In der KIP hat sich zur Weichenstellung die *diagnostisch-indikative Trias* (DIT) bewährt (Abschn. 2.5).

Idealtypisch setzen konflikthafte Störungen eine hinreichend flexible, stabile Persönlichkeitsstruktur und gut abgrenzbare Konflikte voraus, an denen sich wirksam mit einer Technik arbeiten lässt, die *explizit* maladaptive Sichtweisen interpretiert und Alternativen aufzeigt. Menschen mit entwicklungsbedingten Störungen haben dagegen in früheren »prägenden« Jahren Mangelzustände durchgemacht, die bleibende Spuren in mentalen wie in neuronalen Strukturen hinterlassen und sich ungünstig auf die Reifung der Persönlichkeit ausgewirkt haben. Dies betrifft z. B. die »Mentalisierung« der Affekte und die Ausbildung der Symbolisierungsfähigkeit. Hier ist die Domäne der *implizit* das Erleben modulierenden Technik der KIP.

Traumatische Störungen schließlich gehen zurück auf überwältigende Erfahrungen, die psychisch nur um den Preis von Fragmentierungen im Selbst zu überstehen waren. Die KIP hat hier das Zusammenwirken von Teilpersönlichkeiten zu berücksichtigen, imaginativ primär für gut abgesicherte Refugien zu sorgen und ein spezielles technisches Repertoire vorzuhalten. Mithilfe einer etappenweise fortschreitenden professionellen Strategie führt das günstigenfalls schließlich zur

Reorganisation des Selbst als in sich konsistenter Steuerungseinheit für das Wahrnehmen und Handeln. Elemente der Ego-State-Therapie haben in die diesbezüglichen Konzepte der KIP ebenso Eingang gefunden wie Konzepte der Traumatherapie. Reddemann und Sachsse (1996) haben ihre imaginativen Vorgehensweisen über Jahrzehnte hin konsequent ausdifferenziert und dabei von Anfang an auch Elemente der KIP genutzt, z. B. das Motiv *sicherer Ort*. Steiner und Krippner (2006) haben schließlich eine traumaspezifische Form der KIP und ein entsprechendes Curriculum entwickelt.

Wie das mit diagnostischen Kategorien eben so ist: Die klinischen Gegebenheiten und die konstruierten Wirklichkeiten sind ungleich vielfältiger als ihre Kategorisierungen. Wenn man z. B. Menschen mit »psychosomatisch« genannten Erkrankungen zu behandeln hat, sind nicht selten Elemente aus allen drei Kategorien der DIT zu berücksichtigen. Ähnlich verhält es sich mit »Borderline-Persönlichkeiten«. Kategorien mögen einer ersten Orientierung dienen. Nur sollte man sich den Blick auf die je einzigartigen Konstellationen der je einzigartigen Patienten- und Behandlungssysteme nicht verstellen lassen. Die KIP ist mit ihrer differenzierten Behandlungstheorie und nicht zuletzt aufgrund der Multicodierung des in ihr zum Tragen kommenden Symboldramas grundsätzlich auf eine individualisierbare Strategie ausgerichtet. Die beginnt mit der ersten Begegnung des »Patienten« mit einem »Therapeuten«, der über einen ausreichenden Pool an Theorien und Techniken verfügt und mit mehr als einem Ball zu jonglieren weiß.

Indikationen für die KIP

- akute und chronische Belastungsreaktionen, Krisen, Burn-out-Syndrom
- neurotische Erkrankungen, z. B. Phobie, Angstneurose, reaktive Depression
- Borderline-Störung und posttraumatische Belastungsstörung (PTBS)
- psychosomatische Erkrankungen und somatoforme Störungen, Anorexia nervosa
- somatopsychische Störungen, z. B. bei Krebserkrankung oder nach Operationen

Anwendungsspektrum für katathyme Imaginationen

- Kurzzeittherapie, Fokaltherapie, Langzeittherapie, Selbsterfahrung
- Einzel-, Paar- und Familientherapie, Gruppentherapie
- Therapie älterer Menschen, ggf. systemisch ausgelegt
- Therapie von Kindern und Jugendlichen, ggf. systemisch ausgelegt
- Krisenintervention, Beratung, Coaching, Supervision

6 Das didaktische System der Katathym Imaginativen Psychotherapie

6.1 *Kompetenzen erwerben und einüben*

Die kompetenzorientierten Prinzipien, nach denen das therapeutische System der KIP strukturiert ist (Kap. 5), gelten analog auch für das didaktische System der Methode. Im ersten Teil der Ausbildung wird das technische Repertoire für die Basisebene vermittelt. Dies entspricht Stufe A der vertikalen Achse. Der Therapeut lernt dabei bereits die Handhabung der einzelnen Komponenten einer KIP und ihre Einbindung in den therapeutischen Prozess. Dies entspricht der horizontalen Achse des Zeitverlaufs. Die Erweiterungsebene wird auf Stufe B der Ausbildung erarbeitet.

Gerade auch im Hinblick auf primäre Kenntnisse und Fertigkeiten, die fortgeschrittene Therapeuten anderer Provenienz mitbringen, wird inzwischen ein kompakter Ausbildungsgang angeboten, der einen zügigen Einstieg in die Tagtraummethode möglich macht. Die Grundlagen für die Basisebene sind in vier Seminaren zu erwerben, die in Blockform an Wochenenden angeboten und prüfungsfrei mit einem Zertifikat abgeschlossen werden. Dieses erste von zwei kompakten Curricula befähigt zur selbstständigen Anwendung der KIP unter Supervision. In einem zweiten Curriculum können die Kollegen Weiteres dazulernen, von der Aufbaustufe und spezielleren Techniken bis hin zu gesonderten Anwendungsbereichen der Methode (Psychosomatik, Gruppentherapie). Für Kinder- und Jugendlichenpsychotherapeuten wird ein gesondertes zweites Kompaktcurriculum angeboten. Weitere Informationen – auch zu speziellen Angeboten wie z. B. Traumatherapie – sind über das *Handbuch* oder die Internetpräsenz der KIP zu erhalten (s. u.).

Zur Effizienz des didaktischen Angebots trägt ein Modell des reflektierten Rollentauschs bei, das in nahezu allen Seminaren wie in Workshops praktiziert wird und seinesgleichen sucht. Aller guten Dinge sind drei: ein Klient, ein Therapeut und ein Supervisor. Die Ausbildungsinhalte werden mit wechselnden Rollen reihum durchgespielt und im Erproben gelernt. Auf diese Weise erfährt sich der lernende Tagtraumtherapeut abwechselnd als Betroffener, als Behandler und als Beobachter. Über ein solches »3xB«-Setting oder »Dreiersetting« stehen methodische Selbsterfahrung, technisches Training und Supervision von Anfang an auf anschauliche wie eindrucksvolle Weise miteinander in Verbindung.

6.2 Wissen erwerben – Lesetipps

- Der »Klassiker« – das große Lehrbuch:
  H. Leuner (2012): Katathym Imaginative Psychotherapie. Grundstufe – Mittelstufe – Oberstufe. Bern (Huber), 4., erw. Auflage.
- Der kleine Klassiker – eine auf die Grundstufe bezogene Einführung in Seminarform:
  E. Wilke (2011): Katathym-imaginative Psychotherapie (KiP). 7., neu bearb. Aufl. von Leuner (1970): Katathymes Bilderleben. Grundstufe. Einführung in die Psychotherapie mit der Tagtraumtechnik. Ein Seminar. Stuttgart (Thieme).
- Spannend nacherzählte Fallgeschichten aus der Praxis:
  H. Ullmann, H. (Hrsg.) (2001): Das Bild und die Erzählung in der Psychotherapie mit dem Tagtraum. Bern (Huber).
- Das Handbuch – Grundlagen und Anwendungsgebiete:
  H. Ullmann u. E. Wilke (Hrsg.) (2012): Handbuch Katathym Imaginative Psychotherapie. Bern (Huber).
- Die KIP aus psychoanalytischer Sicht:
  U. Bahrke u. K. Nohr (2013): Katathym Imaginative Psychotherapie. Lehrbuch der Arbeit mit Imaginationen in psychodynamischen Psychotherapien. Heidelberg (Springer).

- Die KIP in kompakter Form zum Methodenvergleich:
  H. Ullmann, A. Friedrichs-Dachale, W. Bauer-Neustädter u. U. Linke-Stillger (2016): Katathym Imaginative Psychotherapie (KIP). Stuttgart (Kohlhammer).
- Eine gut strukturierte Zusammenfassung – über die Homepage der AGKB abrufbar:
  L. Kottje-Birnbacher (2001): Einführung in die katathym-imaginative Psychotherapie. *Imagination* 23 (1):5–78. Auch verfügbar unter: www.agkb.de/images/pdf/einfuehrung/KiP-Imagination-1.pdf [30.12.2016].
- Hinweise zu interessanten Publikationen und Lehrveranstaltungen – über die Homepage der westdeutschen Fachgesellschaft für KIP: www.agkb.de [30.12.2016].

Quellenhinweise

Soweit nicht anders vermerkt, handelt es sich bei den Fallbeispielen um Ausschnitte aus vom Autor selbst durchgeführten Behandlungen oder Supervisionen. Das Einverständnis zur Veröffentlichung in anonymisierter Form ist in jedem Fall gegeben. Wenn Fallbeispiele oder Abbildungen bereits andernorts publiziert sind, wurde das kasuistische Material auf die Zwecke dieses Buch abgestimmt, sodass die einzelnen Beispiele nicht deckungsgleich mit der zuvor publizierten Form sind. Im Zweifelsfall wurde die Zustimmung des Verlags eingeholt. Bei dem ausführlichen Fallbeispiel 2-A haben sich die Autorin und der Verlag äußerst entgegenkommend gezeigt. Weitere Quellenhinweise (im Literaturverzeichnis exakt zitiert):

- Bsp. 2-A: nach Kottje-Birnbacher (2008)
- Bsp. 4-D: nach Ullmann (2015)
- Bsp. 5-B: nach Ullmann (2009a)
- Bsp. 5-C: nach Ullmann (2009b)
- Abb. 4: nach Ullmann et al. (2016)
- Abb. 6: aus Kottje-Birnbacher (2008)
- Abb. 7: aus Ullmann et al. (2010)
- Abb. 8: in Anlehnung an LeDoux (2001)
- Abb. 13: aus Ullmann et al. (2016)
- Abb. 15: aus Ullmann (2009a).

Alle Grafiken und die Nachzeichnungen der Bilder in Bsp. 5-A stammen aus der Feder der Grafikerin und Kommunikationsdesignerin Sonnelle Ullmann. Herzlichen Dank an meine Tochter!

Literatur

Arbeitskreis OPD (Hrsg.) (2006): Operationalisierte Psychodynamische Diagnostik OPD-2. Das Manual für Diagnostik und Therapieplanung. Bern (Huber), 3., überarb. 2014.

Balint, M. (1970): Therapeutische Aspekte der Regression. Die Theorie der Grundstörung. Stuttgart (Klett).

Bahrke, U. u. K. Nohr (2013): Katathym Imaginative Psychotherapie. Lehrbuch der Arbeit mit Imaginationen in psychodynamischen Psychotherapien. Heidelberg (Springer).

Bargh, J. A., M. Chen a. L. Burrows (1996): The automacity of social behavior: Direct effects of trait concept and stereotype activation on action. *Journal of Personality and Social Psychology* 71: 230–244.

Carveth, D. L. (1993): Die Metaphern des Analytikers. In: M. B. Buchholz (Hrsg.): Metaphernanalyse. Göttingen (Vandenhoeck & Ruprecht), S. 15–71.

Cassirer, E. (1973–1975): Philosophie der symbolischen Formen. Darmstadt (Wissenschaftliche Buchgesellschaft).

Damasio, A. (2001): Ich fühle, also bin ich. Die Entschlüsselung des Bewusstseins. München (List).

de Shazer, S. (1989): Der Dreh. Überraschende Wendungen und Lösungen in der Kurzzeittherapie. Heidelberg (Carl-Auer), 13. Aufl. 2015.

Dieter, W. (2006): Explizite und implizite Behandlungstechnik. *Imagination* 28 (1): 5–29.

Ermann, M. (2014): Der Andere in der Psychoanalyse. Die intersubjektive Wende. Stuttgart (Kohlhammer).

Fabregat, M. u. R. Krause (2008): Metaphern und Affekt: Zusammenwirken im therapeutischen *Prozess. Zeitschrift Psychosomatische Medizin und Psychotherapie* 54: 77–88.

Frank, L. (1914): Affektstörungen. Berlin (Springer).

Freud, S. (1900): Die Traumdeutung. (G. W. Bd. 2/3.) London (Imago), S. 1–642.

Freud, S. (1914): Weitere Ratschläge zur Technik der Psychoanalyse II. Erinnern, Wiederholen und Durcharbeiten. (G. W. Bd. 10.) London (Imago), S. 125–136.

Freud, S. (1917): Vorlesungen zur Einführung in die Psychoanalyse. (G. W. Bd. 11.) London (Imago), S. 5–482.

Friedrichs-Dachale, A. (2016): KIP in der Klinik. In: H. Ullmann, A. Friedrichs-Dachale, W. Bauer-Neustädter u. U. Linke-Stillger: Katathym Imaginative Psychotherapie (KIP). Stuttgart (Kohlhammer), S. 144–160.

Fürstenau, P. (2001): Psychoanalytisch verstehen – systemisch denken – suggestiv intervenieren. Stuttgart (Pfeiffer bei Klett-Cotta).

Gedo, J. E. a. A. Goldberg (1973): Models of the mind: A psychoanalytic theory. Chicago (University of Chicago Press).

Hüther, G. (2006): Wie Embodiment neurobiologisch erklärt werden kann. In: M. Storch, B. Cantieni, G. Hüther u. W. Tschacher (2006): Embodiment. Die Wechselwirkungen von Körper und Psyche nutzen. Bern (Huber), S. 73–97.

Kottje-Birnbacher, L. (1992): Strukturierende Faktoren des Katathymen Bilderlebens. *Praxis der Psychotherapie und Psychosomatik* 37: 164–173.

Kottje-Birnbacher, L. (1998): Die Katathym-imaginative Psychotherapie als tiefenpsychologisch-systemische Therapie. *Imagination* 20 (4): 53–69.

Kottje-Birnbacher, L. (2001): Einführung in die katathym-imaginative Psychotherapie. *Imagination* 23 (1): 5–78.

Kottje-Birnbacher, L. (2008): Das therapeutische Potential der KIP – Eine Analyse anhand eines Fallbeispiels. In: M. Bürgi-Kraus, L. Kottje-Birnbacher, I. Reichmann u. E. Wilke (Hrsg.): Entwicklung in der Imagination – Imaginative Entwicklung. Lengerich (Pabst), S. 169–188.

Lankton, S. R. a. C. H. Lankton (1983): The answer within. A clinical framework of Ericksonian hypnotherapy. New York (Brunner/Mazel).

Laplanche, J. u. J.-B. Pontalis (1972): Das Vokabular der Psychoanalyse. Frankfurt a. M. (Suhrkamp).

Leary, D. E. (1990): Psyche‹s Muse: The role of metaphor in the history of psychology. In: D. E. Leary (ed.): Metaphors in the history of psychology. Cambridge (Cambridge University Press), pp. 1–78.

LeDoux, J. (2001): Das Netz der Gefühle. Wie unsere Emotionen entstehen. München (DTV).

Leuner, H. (1955): Experimentelles Katathymes Bilderleben als ein klinisches Verfahren der Psychotherapie. *Zeitschrift für Psychotherapie und medizinische Psychologie* 5/6: 185–203/233–260.

Leuner, H. (1969): Guided Affective Imagery (GAI). A method of intensive psychotherapy. *American Journal of Psychotherapy* 23: 4–22.

Leuner, H. (1994): Beitrag der katathym-imaginativen Psychotherapie zu einer progressionsorientierten, psychoanalytisch-systemischen Psychotherapie. *Imagination* 16 (2): 5–14.

Leuner, H. (2012): Katathym Imaginative Psychotherapie. Grundstufe – Mittelstufe – Oberstufe. Bern (Huber), 4., erw. Aufl.

Leuner, H. u. E. Schroeter (1997): Indikationen und spezifische Anwendung der Hypnosebehandlung. Ein Überblick. Bern (Huber).

Luborsky, L. (1995): Einführung in die analytische Psychotherapie. Göttingen (Vandenhoeck & Ruprecht), 2. Aufl.

Markowitsch, H. u. H. Welzer (2005): Das autobiographische Gedächtnis. Stuttgart (Klett-Cotta).

Orlinsky, D. E. (1994): »Learning from many masters.« Ansätze zu einer wissenschaftlichen Integration psychotherapeutischer Behandlungsmodelle. *Psychotherapeut* 39: 2–9.

Panksepp, J. (1998): Affective neuroscience: The foundations of human and animal emotions. New York (Oxford University Press).

Pascual-Leone, A., N. Dang, L. G. Cohen, J. P. Brasil-Neto, A. Cammorata a. M. Hallett (1995): Modulation of muscle responses evoked by transcranial magnetic stimulation during the acquisition of new fine motor skills. *Journal of Neurophysiology* 74: 1037–1045.

Peter, B. (2006): Einführung in die Hypnotherapie. Heidelberg (Carl-Auer), 3. Aufl. 2015.

Reddemann, L. u. U. Sachsse (1996): Imaginative Psychotherapieverfahren zur Behandlung in der Kindheit traumatisierter Patientinnen und Patienten. *Psychotherapeut* 41 (3): 169–174.

Revenstorf, D. u. U. Freund (Hrsg.) (2009): Indirekte Induktion und Kommunikation. In: D. Revenstorf u. B. Peter (Hrsg.): Hypnose in Psychotherapie, Psychosomatik und Medizin. Manual für die Praxis. Berlin/Heidelberg/New York (Springer), 2., überarb. Aufl., S. 203–215.

Rosen, S. (1982). My voice will go with you. The teaching tales of Milton H. Erickson. New York (Norton).

Rüger, U., A. Dahm, M. Dieckmann u. M. Neher (Hrsg.) (2014): Faber/Haarstrick. Kommentar Psychotherapie-Richtlinien. München (Urban & Fischer), 10. Aufl.

Salvisberg, H. (2012): Symbolbildung und Symbolverwendung. In: H. Ullmann u. E. Wilke (Hrsg.): Handbuch Katathym Imaginative Psychotherapie. Bern (Huber), S. 38–65.

Simon, F. B. (2006): Einführung in Systemtheorie und Konstruktivismus. Heidelberg (Carl-Auer), 7. Aufl. 2015.

Simon, F. B. (2010): Einführung in die Systemtheorie des Konflikts. Heidelberg (Carl- Auer), 3. Aufl. 2015.

Singer, J. L. u. K. S. Pope (Hrsg.) (1986): Imaginative Verfahren in der Psychotherapie. Paderborn (Junfermann).

Steiner, B. u. K. Krippner (2006): Psychotraumatherapie. Stuttgart (Schattauer).

Stierlin, H. (1971): Das Tun des Einen ist das Tun des Anderen. Frankfurt a. M. (Suhrkamp).

The Boston Change Process Study Group (2012): Veränderungsprozesse. Ein integratives Paradigma. Frankfurt a. M. (Brandes & Apsel).

The Boston Change Process Study Group (2014): Enactment und das Auftauchen einer neuen Beziehungsorganisation. *Psyche* 68: 971–996.

Trenkle, B. (1985): Anekdoten und Metaphern: Indirekte Ericksonsche Techniken in Psychotherapie, Medizin und Familientherapie. In: B. Peter (Hrsg.): Hypnose und Hypnotherapie nach Milton H. Erickson. München (Pfeiffer).

Uexküll, T. von u. W. Wesiack (1979): Realität – soziale Wirklichkeit – und der diagnostisch-therapeutische Zirkel. In: T. von Uexküll (Hrsg.) Lehrbuch der Psychosomatischen Medizin. München/Berlin (Urban & Schwarzenberg), S. 72–92.

Ullmann, H. (Hrsg.) (2001): Das Bild und die Erzählung in der Psychotherapie mit dem Tagtraum. Bern (Huber).

Ullmann, H. (2005): KIP und Hypnose in Konkurrenz – Gemeinsamkeiten und Unterschiede. *Imagination* 27 (2): 24–45.

Ullmann, H. (2008): Die Ros´ ist ohn´ warum. Über das Eigenleben emotionsgetragener Symbole. *Imagination* 30 (4): 5–35.

Ullmann, H. (2009a): Die Katathym Imaginative Psychotherapie (KIP) als imaginative, psychodynamisch orientierte Methode mit hypnotherapeutischem Hintergrund. *Hypnose-ZHH* 4 (1+2): 215–236.

Ullmann, H. (2009b): Metapher und Musik in der Katathym Imaginativen Psychotherapie (KIP). *Musik-, Tanz- und Kunsttherapie* 20 (4): 188–203. Ullmann, H. (2010): Imagination in der Psychotherapie. Zur Positionsbestimmung der KIP. *Imagination* 32 (4): 5–30.

Ullmann, H. (2012 a): Imagination und Psychotherapie – eine Bestandsaufnahme. In: H. Ullmann u. E. Wilke (Hrsg.): Handbuch Katathym Imaginative Psychotherapie. Bern (Huber), S. 18–37.

Ullmann, H. (2012 b): Mnestische Systeme und ihre Veränderung. In: H. Ullmann u. E. Wilke (Hrsg.): Handbuch Katathym Imaginative Psychotherapie. Bern (Huber), S. 66–121.

Ullmann, H. (2012 c): Zur Gestaltung des therapeutischen Prozesses in der KIP. In:

H. Ullmann u. E. Wilke (Hrsg.): Handbuch Katathym Imaginative Psychotherapie. Bern (Huber), S. 146–198.

Ullmann, H. (2015): Wie Konflikte zu neuen Geschichten führen: Die »Zentrale Beziehungsgeschichte« in der KIP. *Imagination* 37 (2 + 3): 83–104.

Ullmann, H. u. E. Wilke (Hrsg.) (2012): Handbuch Katathym Imaginative Psychotherapie. Bern (Huber).

Ullmann, H., A. Friedrichs-Dachale, W. Bauer-Neustädter u. U. Linke-Stillger (2016): Katathym Imaginative Psychotherapie (KIP). Stuttgart (Kohlhammer).

White, M. u. D. Epston (1998): Die Zähmung der Monster. Der narrative Ansatz in der Familientherapie. Heidelberg (Carl-Auer), 7., unveränd. Aufl. 2013.

Wilke, E. (2011): Katathym-imaginative Psychotherapie (KiP). 7., neu bearb. Aufl. von: H. Leuner (1970): Katathymes Bilderleben. Grundstufe. Einführung in die Psychotherapie mit der Tagtraumtechnik. Ein Seminar. Stuttgart (Thieme).

Wilke, E. (2016): Geschichte der KIP. In: H. Ullmann, A. Friedrichs-Dachale, W. Bauer-Neustädter u. U. Linke-Stillger : Katathym Imaginative Psychotherapie (KIP). Stuttgart (Kohlhammer), S. 13–16.

Winnicott, D. W. (1973): Vom Spiel zur Kreativität. Stuttgart (Klett-Cotta).

Über den Autor

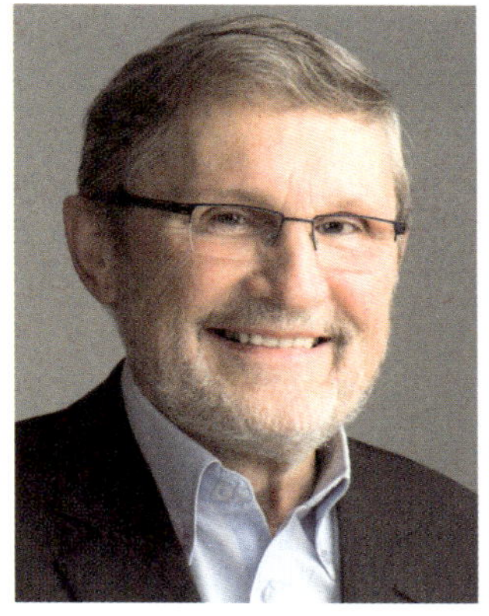
© Klaus Lorenz

Harald Ullmann, Dr. med., Facharztausbildungen in Innerer Medizin, Neurologie und Psychiatrie; leitende Klinikfunktionen in Akutpsychiatrie, Psychotherapie und Psychosomatik; Ausbildungen in Psychoanalyse, Familientherapie, Hypnotherapie und Katathym Imaginativer Psychotherapie (KIP); Dozent der deutschen und der tschechischen Fachgesellschaft für KIP; Mitglied des Deutschen Kollegiums für Psychosomatische Medizin (DKPM); seit 1992 in eigener Praxis tätig; Lehrtätigkeit in verschiedenen Weiterbildungsinstituten für Psychotherapie.